Monika Aly

Mein Kind im ersten Lebensjahr

Springer-Verlag Berlin Heidelberg GmbH

Monika Aly

Mein Kind im ersten Lebensjahr

Frühgeboren, entwicklungsverzögert, behindert? Oder einfach anders? Antworten für Eltern

Fotos von Daniela Incoronato

2. Auflage

Mit 51 Farbabbildungen

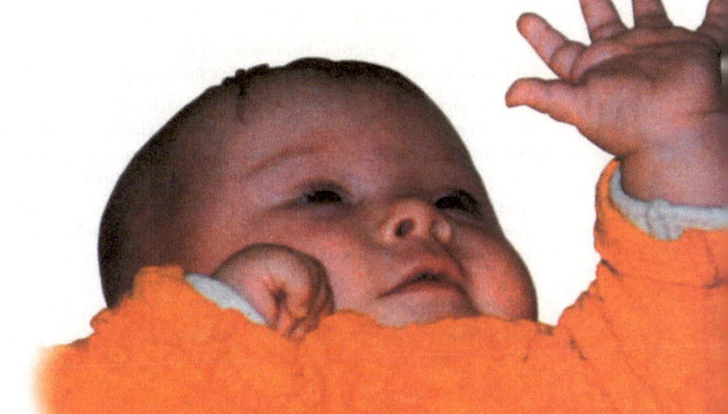

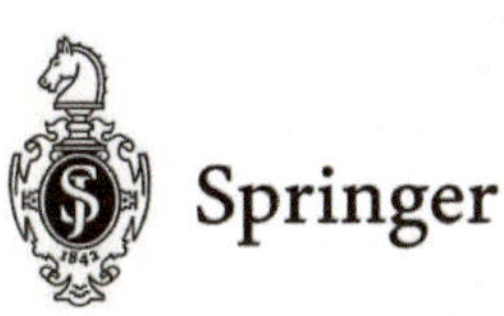

Springer

Monika Aly
Pikler-Gesellschaft Berlin
Grunewaldstraße 82
10823 Berlin

Die 1. Auflage ist 1999 unter dem folgenden Titel erschienen:
Das Sorgenkind im ersten Lebensjahr

ISBN 978-3-540-42319-5

Die Deutsche Bibliothek - CIP-Einheitsaufnahme
Aly, Monika:
Mein Kind im ersten Lebensjahr: frühgeboren, entwicklungsverzögert, behindert? oder einfach anders?; Antworten für Eltern / Monika Aly. - 2. Aufl.. - Springer-Verlag Berlin Heidelberg, 2002
(Hilfe zur Selbsthilfe)
Früher u.d.T.: Aly, Monika: Das Sorgenkind im ersten Lebensjahr
ISBN 978-3-540-42319-5 ISBN 978-3-642-56264-8 (eBook)
DOI 10.1007/978-3-642-56264-8

http://www.springer.de

Ursprünglich erschienen bei Springer-Verlag Berlin Heidelberg New York 2002

Umschlaggestaltung: de'blik, Berlin

Gedruckt auf säurefreiem Papier SPIN: 10844804 22/3130/is - 5 4 3 2 1 0

Inhaltsverzeichnis

3 Die gestörte Entwicklung 59

4 Zwischen Hoffnung und Ungewissheit 119

Einleitung

Dieses Buch wendet sich an Eltern und Angehörige von Kindern, die man früher treffend Sorgenkinder nannte. Es soll ihnen helfen, erste Fragen zu beantworten. Es soll ihnen Orientierung geben, wenn sie unter dem Eindruck eines vagen Verdachts oder einer ärztlichen Diagnose mit ihrem Neugeborenen nach Hause kommen. Vielleicht ist es auch umgekehrt: Die Eltern haben das Gefühl, daß „etwas" nicht stimmt, und die Ärzte versuchen, den Eltern ihre Sorgen auszureden oder sie zu beruhigen.

Neben der Vorfreude auf ihr Kind hegen die meisten Eltern, wenn sie ein Kind erwarten, auch Befürchtungen und Ängste. Diese äußern sich in der ganz selbstverständlichen Frage: Wird mein Kind gesund sein?

Aufgrund der technisch fortgeschrittenen und verfeinerten Methoden medizinischer Vorsorge kann man heute einige genetische Schädigungen des sich entwickelnden Kindes weitgehend ausschließen oder frühzeitig Beeinträchtigungen der intrauterinen Entwicklung oder Funktionsstörungen im Herz-Kreislauf-System diagnostizieren. So können Eltern heutzutage größere Sicherheit erlangen, gleichzeitig aber sehen sie sich einer extrem schwierigen Situation ausgesetzt: Diese Vorsorgeuntersuchungen – ob man es will oder nicht - haben Konsequenzen. Die Ergebnisse beeinflussen das Eltern-Kind-Verhältnis. Für Eltern, besonders Mütter, ist es schwer, ein Kind anzunehmen, das nicht gesund zur Welt kommt oder das zumindest anders ist, als sie es sich vorgestellt haben – z. B., wenn es eine Trisomie 21 („Down-Syndrom“) hat. Vielfach tritt ihnen die unausgesprochene Frage entgegen, warum sie die Möglichkeiten „moderner“ Vorsorge, also die medizinisch indizierte Abtreibung, nicht genutzt haben.

Auch bei guter Untersuchungstechnik können längst nicht alle möglichen Schädigungen ausgeschlossen werden. Es gibt Eltern, die aus unterschiedlichen persönlichen, grundsätzlich moralischen oder religiösen Gründen die Entscheidung über das Schicksal ihres werdenden Kindes nicht in die Hand medizinischer Experten legen wollen. Andere setzen sich im Falle eines Problems über ärztliche Ratschläge hinweg, andere lehnen die weitreichenden Vorsorgeuntersuchungen ab. Zudem sind einige der Untersuchungstechniken mit Risiken für die fötale Entwicklung verbunden. Die Zahl der lebensfähigen, jedoch gefährdeten Frühgeborenen nimmt zu. Ständig scheint sich die Grenze des Möglichen und Machbaren zu verschieben, doch kann auch der medizinisch-technische Fortschritt die Schwierigkeiten des Lebensbeginns, die enttäuschten Erwartungen, Leid und Ratlosigkeit nicht aus der Welt schaffen.

Während der Schwangerschaft entwickeln alle Mütter eine enge Beziehung zu ihrem Baby.

Es entstehen Vorstellungen, wem ihr Sohn oder ihre Tochter ähneln könnte, von wem es das Temperament erben wird, wie sich das Leben der Eltern mit dem Kind verändern wird. Mit dem Fortschreiten der Schwangerschaft verringern sich auch die Ängste vor einer Behinderung, das näher liegende Ereignis der Geburt tritt in den Vordergrund.

Eine zu frühe oder auf andere Weise komplizierte Geburt wird von der Mutter häufig als Versagen erlebt.

Sie macht sich Vorwürfe, daß sie nicht in der Lage gewesen sei, ihrem Kind eine „schöne und sanfte“ Geburt zu ermöglichen. Schon das kann zu ersten Spannungen in der Mutter-

Kind-Beziehung führen. Wird dann auch noch festgestellt, daß bei dem Neugeborenen nicht alles in Ordnung ist, kommen weitere Schuldgefühle hinzu. Die Mutter sieht sich als Verursacherin der Probleme. Ihre Gefühle der Unsicherheit können sich in einer Zeit, die für eine Frau ohnehin zu den empfindlichsten Phasen ihres Lebens gehört, rasch verstärken; anhand kleinster tatsächlicher oder vermuteter Verdachtsmomente können beunruhigende Fragen übermächtig werden.

„Ist es normal, daß mein Kind so viel schläft, daß es nicht zeigt, wenn es hungrig ist, daß es mich nicht ansieht?", fragen besorgte Mütter. Besteht ein Anlaß zur Sorge, wenn das Neugeborene die Augen nicht oder kaum öffnet, zu langsam oder zu schläfrig trinkt, häufig spuckt? Was ist los, wenn der Säugling schlaff, angespannt oder zappelig wirkt?

Es gibt Säuglinge, die anfangs fast nur schlafen und zu den Mahlzeiten geweckt werden müssen. Sie sind von der Geburt oder der erlittenen Schädigung so erschöpft, daß sie verhungern würden, wenn man sie nicht in Abständen aufweckte, zu ihnen Kontakt aufnähme, sie fütterte und wickelte. Es gibt excitable (erregbare) Säuglinge, die sich nur im Arm beruhigen und ein wenig entspannen können – aber ansonsten fast ohne Pausen weinen. Sie brauchen diesen engen, sicheren Kontakt manchmal über Monate und auch länger. In dieser Situation erhalten Eltern von vielen Seiten wohlgemeinte Ratschläge. Sie probieren aus, verändern, probieren etwas Neues, werden im Fall des Mißerfolgs zunehmend unsicher – und der empfindliche Säugling noch viel mehr.

Auch professionelle Helfer, Ärzte und Therapeuten, erteilen vielfach Ratschläge, empfehlen noch einige Übungen für zu Hause, weisen darauf hin, was die Mutter besonders zu beachten oder zu beobachten hat.

All dies bedeutet eine zusätzliche Belastung. Überdies sind die Eltern oftmals mit einem Verdacht auf eine zerebrale Schädigung konfrontiert. Sie kommen kaum zur Ruhe, da Arzt- und Krankenhaustermine zur diagnostischen Abklärung anstehen und sich daraus möglicherweise neue Termine ergeben: zum Beispiel eine Untersuchung der Augen, des Gehörs usw. Häufige Therapietermine bringen weitere Unruhe in die Familie. Viele Mütter machen das bereitwillig mit, denn es ist mitunter schwieriger, diese Zeit der Unklarheit in ruhigem Abwarten zu ertragen als in ständiger überspannter Aktivität.

Bei den meisten Neugeborenen vergehen die anfänglichen Probleme von selbst. Dennoch sollte man nicht zögern, den Arzt aufzusuchen.

Falls dieser eine Entwicklungsstörung feststellt oder vermutet, werden die Eltern mit Entscheidungen konfrontiert, die sie oft überfordern. Sie stehen viel zu rasch vor der Frage nach der wirksamsten Therapiemethode. Viele dieser Methoden haben klangvolle Namen, sind sich aber im Kern ähnlich. Manchmal versprechen deren Befürworter Wunder. Aber Eltern sollten dabei nüchtern bedenken, daß es jenseits der wichtigen Funktion, die die richtige Therapie zum richtigen Zeitpunkt haben kann, auch bleibende Schädigungen gibt, die mit keiner Therapie geheilt werden können; und außerdem gibt es auch die unspektakulären Entwicklungsverzögerungen, die von selbst ausheilen und dann ganz ungerechtfertigt als Therapieerfolge gelten. Manchen Kindern nützt die Therapie, manchen nicht; daß Therapie niemals schadet, ist dagegen ein weitverbreiteter Irrglaube.

Auf der anderen Seite sind Therapiestunden für viele Eltern eine Gelegenheit, Fragen zu stellen und die Verantwortung für die Entwicklung ihres Kindes zu teilen, auch ihre Sorgen nicht alleine zu tragen. Als Beratende können Kinderärzte, Physiotherapeuten sowie Mitarbeiter von Frühförderstellen fungieren. Vielfach wird der Beratung zu wenig Raum gegeben, und die Notwendigkeit, abzuwarten und zu beobachten, wird unterschätzt – wenn dies auch für Eltern und Therapeut zur „Durststrecke" werden kann. Man greift zu therapeutischen Maßnahmen, um das Gefühl zu haben, nicht passiv zu sein.

Dabei liegt in einer Phase, in der therapeutische Maßnahmen nicht unmittelbar geboten sind, die Aufgabe der Therapeuten vor allem im zurückhaltenden Beurteilen der Entwicklungssituation des Kindes. Dazu gehört es nach aller Erfahrung, eine Überforderung zu vermeiden, sei es durch ein Zuviel an äußeren Reizen, durch Unregelmäßigkeit des Tagesablaufes oder durch falschen Ehrgeiz der Eltern. Auf der anderen Seite können Therapeuten Anregungen geben, wie die Entwicklungsbedingungen eines Säuglings insgesamt verbessert werden können, damit ihm das Maß an Ruhe und an Angeboten zukommt, das ihn weder überfordert noch langweilt.

Im Fall eines „Risikokindes" mit unklarer Diagnose ist während des ersten Lebensjahrs eine sichere Beurteilung der Entwicklungschancen außerordentlich schwierig. Für Eltern ist das zunächst oft schwerer zu ertragen als eine klare ärztliche Auskunft.

Die Unklarheit beruht nicht auf der mangelnden Erfahrung der Fachleute, sondern einerseits auf der Begrenztheit des Wissens über die biologischen Zusammenhänge einzelner Störungen und andererseits auch auf den oft überraschenden Möglichkeiten, die gerade die erste Lebensphase bereithält.

Soviel Entwicklungsfortschritt, Wachstum, Veränderung und Lernen wie im ersten Jahr erfährt der Mensch in seinem ganzen späteren Leben nicht mehr. Eben darauf sind aber auch die besonderen Schwierigkeiten der diagnostischen und prognostischen Beurteilung im Säuglingsalter zurückzuführen.

Im folgenden werde ich zunächst den Verlauf und die Vielfalt der regelrechten Entwicklung beschreiben, dann die beeinträchtigte und die gestörte Entwicklung. Dabei können nicht alle Formen möglicher Entwicklungsverzögerungen und -störungen erwähnt werden, vielmehr habe ich mich auf die häufigsten Störungen beschränkt und dabei bestimmte Prinzipien für ein sinnvolles und problembewußtes Reagieren von Eltern und Therapeuten entwickelt.

Die Ursachen der hier beschriebenen Entwicklungsstörungen sind sehr verschieden, ebenso die Prognose. Ich werde, sowohl meine eigene, als auch andere Methoden beschreiben. Dennoch ist das Buch keine Anleitung für Therapeuten, sondern ein Buch für Eltern. Wer sich mit einzelnen Fragen gründlicher auseinandersetzen möchte, sei auf die Literaturempfehlungen und die Kontaktadressen von Selbsthilfegruppen und Beratungseinrichtungen im Anhang verwiesen. Aufgeführt sind dort auch Bücher und Einrichtungen, die kaum oder nur teilweise meiner Überzeugung entsprechen.

Niemand kann Eltern die Verantwortung für ihr Sorgenkind abnehmen, man kann ihnen aber helfen, nötige Entscheidungen einigermaßen sicher zu treffen. Davon handelt dieses Buch.

So unterschiedlich die Probleme im Einzelfall sein mögen, so sehr gilt auch, daß jedes, besonders das in seiner Entwicklung gestörte Neugeborene Ruhe braucht, um in seiner Familie „anzukommen“. Vertrauen und Orientierung entstehen aus dem Rhythmus wiederkehrender Handlungen, wie Füttern, Wickeln, Baden und Umkleiden. Sie erfüllen die Bedürfnisse des Kindes und geben ihm Zuwendung. Das geschieht durch die Hände der Mutter oder des Vaters. Ruhige, langsame und sichere Hände geben dem Säugling mehr Vertrauen als unsichere und schnelle. Deswegen beginnt das Buch mit einem Kapitel, in dem das alltägliche, eben nicht therapeutisch geregelte Leben des Neugeborenen als wichtigste Voraussetzung seiner Entwicklung im Mittelpunkt steht.

Die Beschreibung der regelrechten Entwicklung des Säuglings orientiert sich auf Erfahrungen, Forschungen und Schriften der ungarischen Kinderärztin Emmi Pikler (1902–1984). Nach der Ausbildung in Wien arbeitete sie zunächst als niedergelassene Kinderärztin in Budapest, von 1946 bis 1979 leitete sie dort das von ihr gegründete Säuglingsheim „Lóczy“, das heutige, von einer Stiftung getragene, Emmi-Pikler-Institut. Dort hat sie die wissenschaftliche Basis für ein exaktes und detailliertes Wissen über die zu beachtenden Entwicklungsbedingungen geschaffen, die die Selbständigkeit des Kleinkindes, seine Beziehung zu sich und zu seiner Umwelt von Geburt an respektieren und unterstützen.[1] Die Berliner Pikler Gesellschaft für Bewegungsentwicklung und Integration nahm diese Tradion noch zu Lebzeiten von Emmi Pikler auf. Das vorliegende Buch stützt sich auf die jahrelangen Erfahrungen, die meine Kolleginnen und ich in dieser Einrichtung gesammelt haben.

Was mir das Pikler-Konzept für die *normale Bewegungsentwicklung* bedeutet, ist mir in *therapeutischer Hinsicht* das neuro- und sozialpädiatrische Konzept der Florentiner Neurologen Adriano Milani Comparetti (1920–1986) und Anna Gidoni. Es wurde in den letzten zwei Jahrzehnten von Adriano Ferrari (Reggio/Emilia) weiterentwickelt. Ferraris naturwissenschaftlich-neurologisch genau begründeter Ansatz eröffnet den verantwortlichen Therapeuten – und damit indirekt auch den Eltern – eine neue Sicht, die zu einem in sich schlüssigen Konzept für die Rehabilitation führt: den vielfältigen Zusammenhängen zwischen Interesse, motorischer Fähigkeit, dem momentanen Entwicklungsstand und dem vom Kind gewollten nächsten Entwicklungsschritt.

Es geht hier nicht darum, eine neue Therapie zu entwickeln oder eine bestimmte „Methode" zu präsentieren. Die gibt es nicht. Es gibt aber sehr wohl die Möglichkeit, auf die Besonderheit jedes Kindes zu achten und auch im therapeutischen Umgang seine Persönlichkeit zu wahren. Das läßt sich am leichtesten erreichen, wenn man die *Fähigkeiten* des mit einem medizinischen Entwicklungsrisiko belasteten Kindes in den Vordergrund stellt – und nicht seine Schwierigkeiten.

1 Eine Beschreibung der Geschichte und Forschungsschwerpunkte des Emmi-Pikler-Instituts findet sich in dem Buch von Myriam David und Geneviève Appell: Lóczy. Mütterliche Betreuung ohne Mutter. Cramer-Klett & Zeitler, München 1995. Zu den Veröffentlichungen des Pikler Instituts siehe die Leseempfehlungen auf S. 27 dieses Buches.

1 Die regelrechte Entwicklung

Verläßlichkeit und Selbstvertrauen

Jedes Risikokind mit verzögerten oder gestörten Fähigkeiten hat auch solche, die nicht beeinträchtigt sind.

Da sie von der Störung oft überdeckt und verborgen sind, brauchen sie ein besonderes Maß an Ruhe und Einfühlung, um sich trotz aller Hindernisse zu entwickeln. Um sie wahrzunehmen, ist es nötig, den Säugling aufmerksam zu beobachten und die gesunde Entwicklung zu kennen, einschließlich der für *jeden* Säugling optimalen Lebensbedingungen. Das Verständnis der Eltern von einer normalen Entwicklung ihres Kindes sollte sich nicht zu sehr auf das Erreichen bestimmter „Meilensteine" fixieren, wie das Drehen, Sitzen, Stehen und Gehen. Wirklich wichtig für das Heranwachsen sind die Atmosphäre, der Orientierungsrahmen, der regelmäßige und verläßliche Rhythmus und das Vermeiden jeder Überforderung.

Das Vertrauen eines Kindes wird durch die achtsame, auf die Töne und Gesten des Säuglings abgestimmte Kommunikation gefestigt.

» **Das Kind sollte vom ersten Lebenstag an als Person ernstgenommen werden.**

So einfach und plausibel das klingen mag, so schwierig ist es oft im täglichen Leben. Der respektvolle Umgang mit dem Kind sollte von der klaren Orientierung der Eltern am kindlichen Tagesrhythmus gekennzeichnet sein, dem jeweiligen Entwicklungsstand entsprechen, keine motorischen Entwicklungsschritte vorwegnehmen und auf jede Einmischung in das Spielen und Ausprobieren des Kindes verzichten.

Der Rhythmus des Alltäglichen

Aus den wiederkehrenden Handlungen wie Stillen, Füttern, Wickeln, Baden und Umkleiden und aus dem Bedürfnis des Neugeborenen nach Ruhe und Schlaf entwickelt sich mit der Zeit ein Rhythmus.

Indem er Aufeinanderfolgendes erkennt, lernt der Säugling, sich in seiner Umgebung zu orientieren und seinen Erfahrungsradius langsam zu erweitern. Auch seine sozialen Eindrücke sammelt er überwiegend dann, wenn er gefüttert, gebadet oder gewickelt wird. Vom ersten Tag an sucht er den Dialog mit seinen Eltern; das geschieht mit Hilfe von Blicken, Tönen und Gesten. Auch über die Haut entsteht das gegenseitige Vertrautwerden durch die Hände von Mutter und Vater.

Ruhige Hände geben dem Säugling mehr Sicherheit als rasche oder hastige. Oft haben Neugeborene – zumal wenn sie unter Komplikationen zur Welt kamen – im Krankenhaus schon viele eilige Hände am eigenen Körper erfahren und frühzeitig gelernt, darauf mit Abwehr zu reagieren. Dabei ist es für den Säugling wichtig, daß die Eltern ihm Zeit lassen, sich an ihre Hände und ihre Form der Zuwendung zu gewöhnen – der ersten und grundlegenden sozialen Erfahrung in seinem Leben.

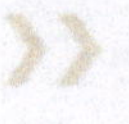

Ein ruhiges Aus- und Ankleiden führt den Säugling schon in den ersten Lebenswochen dahin, sich für diesen immer wiederkehrenden Vorgang zu interessieren und sich daran zu beteiligen.

Das hilft ihm in der Entwicklung seiner motorischen Fähigkeiten und seiner Persönlichkeit. Er spürt, daß seine Person, sein Körper, sein Bewegungsdrang respektiert werden, er erlebt, daß er ernst genommen wird. Diese Art des Zusammenseins befriedigt das Kind, körperlich und seelisch, sie verhilft ihm zu guter Laune und Ausgeglichenheit.

Darüber hinaus unterstützt das Sprechen während der pflegerischen Handlungen die Orientierung des Kindes. Diese Kommunikation ist nicht künstlich, sondern situativ: es geht um das Erklären der einzelnen Schritte, die beispielsweise etwa beim Wickeln notwendig sind, also das Waschen, Abtrocknen oder Eincremen. Beim Anziehen geht es auch um die verbale Vorbereitung darauf, welcher Körperteil nun an der Reihe sein wird, ob eine besondere Schwierigkeit bevorsteht, ein Hemdchen über den Kopf gezogen oder das Kind gedreht werden muß.

Ebenso bieten die Mahlzeiten eine Möglichkeit, Vertrauen und Sicherheit zu geben. Ähnlich wie bei den Pflegezeiten, soll sich möglichst auch hier ein Grundrhythmus einspielen. Der Säugling kann sich auf die Mahlzeiten freuen, fordert sie und ist hinterher zufrieden. Am besten kann er die Nahrung zu sich nehmen, wenn es wenig ablenkende Reize um ihn herum gibt. Dabei ist es nicht wichtig, wann und wie früh ein Säugling beginnt, festere und gröbere Nahrung zu sich zu nehmen oder wann er lernt, selbständig zu essen.

Im Vordergrund steht die Freude am Essen und die Gewißheit ungeteilter Aufmerksamkeit.

Angespannte, leicht irritierbare Säuglinge brauchen besonders viel Ruhe, um die Nahrung aufzunehmen. Andere sind noch sehr schwach und benötigen deshalb mehr Zeit zum Essen und häufige Mahlzeiten.

Im Alter von fünf, vielleicht auch sieben Monaten beginnt der Säugling vom Löffel zu essen. Daher braucht er den sicheren Rückhalt auf dem Schoß. Den gefüllten Löffel sollte er in Augenhöhe auf sich zukommen sehen, weil ihm das ermöglicht, den Mund von selbst zu öffnen, so daß er die Nahrung aktiv annehmen und mit Zunge und Lippen vom Löffel abstreifen kann. Schon mit wenigen Monaten zeigt er, wenn er genug hat, indem er den Mund nicht mehr öffnet oder sich abwendet. In demselben Alter kann er bereits aus einem dickwandigen Glas trinken. Das muß nicht sofort die Flasche ersetzten, geht aber viel früher, als die Eltern im allgemeinen denken. Der Umweg über die Schnabeltasse ist unnötig.

Die gewissenhafte und individuelle Form der Pflege und Ernährung hilft jedem Säugling, früh zur Wahrnehmung des eigenen Körpers und seiner Funktionen zu finden.

Selbständige Bewegungserfahrung

Die Rückenlage ist für den Säugling die sicherste Lage, aus der heraus er selbständig aktiv werden kann.

Er kann seinen Kopf nach beiden Seiten wenden und mit seinem Blick „herumwandern". Auf einer festen, unnachgiebigen Unterlage (eine Decke am Boden oder eine feste Latexmatratze) lernt er am besten, das Gleichgewicht zu finden und zu halten. Er lernt also, seine Hände und Arme, Füße und Beine in der Luft zu bewegen ohne zur Seite zu kippen. Sobald er sich in Rückenlage hinreichend sicher fühlt, wird er versuchen, sich auf die Seite zu drehen. Damit geht eine erhebliche Anforderung an den Gleichgewichtssinn einher, denn er muß dazu seine Auflagefläche verkleinern.

Das Drehen in die Seitlage ist eine der Übergangsbewegungen, denen oft nicht genug Aufmerksamkeit geschenkt wird.

Der Säugling stemmt sich zu diesem Zweck mit einer Fußsohle ab oder probiert zuerst die Drehung des Oberkörpers aus.

Zu diesem Zeitpunkt hat er noch nicht vor, sich auf den Bauch zu drehen. Dies wird von Eltern und Fachleuten manchmal nicht verstanden, weshalb sie dem Kind „helfen", auf den Bauch zu kommen. Von derartiger „Förderung" muß abgeraten werden, weil sie die Autonomie der Entwicklung stört, Entwicklungsstufen vorwegnimmt und damit die Eigeninitiative des Kindes bremst und gleichzeitig Unsicherheit erzeugt. Wenn sich der Säugling selbständig auf die Seite dreht, ist er eben noch nicht soweit entwickelt, daß er in der Bauchlage aktiv sein könnte. Noch fehlen ihm dafür die Voraussetzungen, wie z. B., den Kopf aus der Seitlage abzuheben und sich auf die Unterarme zu stützen.

Wird die Entwicklung nicht künstlich forciert, versucht der Säugling zunächst wieder und wieder, sich auf die Seite zu drehen.

Dabei muß er sich mit seiner gesamten Rumpfmuskulatur ausbalancieren, – um auf der einen Seite liegend – den Arm der freien Seite oder das Bein oder auch beide zusammen frei bewegen zu können. Das erfordert ein Maß an motorischer Feinabstimmung, das erst geübt werden muß. Sobald das Kind seinen Kopf aus der Seitlage etwas abheben kann, wird es beginnen, sich auf den Bauch zu drehen. Zu diesem Zeitpunkt haben sich seine Rücken- und Schultergürtelmuskulatur und damit seine Kopfkontrolle so gut ausgebildet, daß es sich in der Bauchlage abstützen kann, um seine Umgebung ohne größere Anstrengung zu betrachten. Anfangs kann es sich noch nicht zurückdrehen. Aber dies auszuprobieren, die Bewegung dabei fein abzustimmen, ist sein nächster Lernschritt. In dieser Periode, die nur von ganz kurzer Dauer ist, muß man den Säugling wieder in seine Ausgangslage zurückdrehen – mit Sicherheit wird er die Drehung bald darauf von neuem probieren.

Nach kurzer Zeit lernt er, diese Bewegung flüssig auszuführen und kann sich dann selbst aus der Bauchlage wieder zurückbewegen. Auf dem Bauch liegend, beginnt er sich im Kreis zu bewegen und aus einer veränderten Perspektive

Raum und Gegenstände wahrzunehmen oder auch dem Erwachsenen mit den Blicken zu folgen. Dabei beginnen manche Säuglinge sich um die eigene Achse zu rollen und bewegen sich auf diese neue Art fort. Bei dem Versuch vorwärts zu robben, wird sich das Kind zunächst rückwärts schieben und dabei vielleicht ärgerlich werden, wenn es eigentlich einen *vor* ihm liegenden Gegenstand erreichen möchte. Bei all diesen bisherigen Lagen und Fortbewegungsarten liegt sein Körper noch dicht am Boden. Auch wenn es auf der Seite liegt, verbreitert das Kind seine Auflagefläche noch mit dem oberen Fuß, den es angewinkelt auf den Boden stellt, oder mit dem unten liegenden Arm oder mit beiden. Damit der Säugling die Balance nicht verliert, wenn er sich weiter vom Boden abheben möchte, muß er seine Bewegungen noch feiner aufeinander abstimmen. Während er beim Spielen unermüdlich von einer Lage oder Position in die andere gelangt und dabei auch seinen Platz wechselt oder die nächsthöhere Position erreicht, entwickeln sich Lageempfinden, Körpergefühl, Gleichgewicht und seine Muskulatur von selbst. Das Kind wird umsichtig und geschickt.

Es ist wichtig, dem Säugling seinen individuellen Zeitrhythmus zu lassen.

Dieser kann bei Gleichaltrigen stark variieren, ohne daß man sich deshalb Sorgen über eine Entwicklungsverzögerung machen müßte. Eine neue Bewegung führt der Säugling erst dann aus, wenn er sich ganz sicher fühlt. Nicht selten kommt es vor, daß er sich einmal dreht und dann doch zwei oder drei Wochen wartet, bis er wieder versucht, in diese Position zu gelangen. Das bedeutet nicht, daß er eine bereits erlernte Bewegung etwa vergessen hätte, vielmehr zeigt dieser Rückzug etwas ganz Normales und Notwendiges: das Kind fühlt sich noch nicht sicher genug, eine neue Möglichkeit wirklich zu nutzen, deswegen zieht es sich vorübergehend auf eine Entwicklungsstufe zurück, die es gewöhnt ist. Dies läßt sich vor allem dann beobachten, wenn es seine ganze Aufmerksamkeit zum Hantieren und Spielen braucht und deshalb nur die vertrauten Positionen benutzt. Selbst wenn es sich schon aufsetzen kann, legt es sich zu diesem Zweck häufig wieder auf den Rücken.

Ein Säugling, der aus eigener Initiative neue Lagen und Positionen entdeckt und ausprobiert hat, kann leichter flüssige Bewegungsübergänge erwerben, als einer, der vorzeitig in Positionen gebracht wird, die er noch nicht beherrscht.
Voraussetzung ist immer, daß er lernt, sich aus einer sicheren Ausgangslage heraus zu bewegen.

Eine weiche Matratze z. B. hindert ihn in seinen Drehversuchen, da er durch das Einsinken einen höheren Widerstand überwinden muß, um auf die Seite zu gelangen. Wird er für längere Zeit in eine Babywippe gesetzt, hat er keine Gelegenheit, das Drehen auszuprobieren. Darüber hinaus wird sein Interesse in dieser Position überwiegend von den Aktivitäten der Mutter gesteuert.

Dasselbe gilt auch für allzulanges Sitzen im Buggy oder Autositz, beides engt das Bewegungsbedürfnis ein. Das Kind empfindet diese Situationen als Zwangslage und wird deshalb versuchen, sich vorzeitig in eine Art Sitzposition hochzuziehen. Was die Eltern oft als motorischen Fortschritt ansehen, geschieht nur, weil ihrem Kind keine anderen Bewegungen möglich sind. Da sein Rumpf noch schwach ist, wird er zur Seite sinken und müde werden. Auch das Tragetuch engt das Bewegungsbedürfnis des Säuglings stark ein. Darüber hinaus wirkt sich das Tragen in aufrechter Haltung schädigend für Wirbelsäule und Muskulatur aus – der Kopf hängt zwangsläufig nach vorne oder zur Seite. Der Säugling möchte dann meistens nicht mehr auf den Boden gelegt werden, da er sich nur am Körper der Mutter sicher fühlt und kaum über Bewegungserfahrungen in liegender Position verfügt. Er gewöhnt sich daran, in der Vertikalen zu schlafen und versteht es nicht mehr, wenn er in der Horizontalen, also im Bett, schlafen soll.

8 Eigenaktivität, Spielen und Lernen

Die Lust zu spielen ist ein elementares inneres Bedürfnis eines Kindes.

Beim Spielen werden Spannungen reguliert und Aufmerksamkeit und Ausdauer entwickelt – die frühe Darreichung von allem möglichen, fast immer zu viel und obendrein unzweckmäßigem Spielzeug fördert das Spielen nicht, sondern hemmt es.

Das Spiel ist nicht vom raschen Fortschritt der Bewegungsentwicklung abhängig, wohl aber von einem bestimmten Grad an Bewegungsfreiheit und Selbstsicherheit.

Ein Säugling, der sich motorisch langsam entwickelt, kann sehr wohl aus der Seitlage heraus mit Spielgegenständen hantieren. Er muß dafür keine „höhere Position" einnehmen, viel wichtiger ist, daß er sich absolut sicher fühlt. Nur so gewinnt er die Freiheit zum Spielen und Experimentieren.

Wenn beispielsweise die großmotorischen Entwicklungen eines Kindes – also das Sitzen und Sichaufrichten – verzögert sind, müssen die geistigen und feinmotorischen Fortschritte deshalb nicht beeinträchtigt sein.[1] Es stimmt nicht, wenn behauptet wird, die kognitive Entwicklung sei weitgehend von der motorischen abhängig, und wenn daraus u. U. geschlossen wird, das Kind sei krankengymnastisch zu fördern. Ein Säugling, der künstlich aufgesetzt wird, kann sich kaum auf ein Spiel einlassen, da er seine ganze Aufmerksamkeit braucht, um sich auszubalancieren.

Je sicherer sich das Kind bewegt und sein Gleichgewicht findet, aber auch spürt, wann es sich ausruhen möchte,

[1] Im Unterschied zur Feinmotorik wird die Großmotorik oft als Grobmotorik bezeichnet. Da sie aber durchaus nicht grob ist, bevorzugen wir hier den von Pikler eingeführten Begriff der Großmotorik.

um so mehr kann es sich und seine Umgebung beim Spielen aufmerksam und mit allen Sinnen erforschen und aus seinen Erfahrungen lernen.

Ein Säugling, der seinen Tagesrhythmus kennt, über eine für seinen Entwicklungsstand entsprechende Auswahl von Spielgegenständen verfügt und nicht von Erwachsenen, älteren Geschwistern oder anderen Verlockungen abgelenkt wird, kann über längere Zeit selbständig spielen. Diese autonome, ungestörte Selbstbeschäftigung ist für seine Persönlichkeitsentwicklung von hoher, oft unterschätzter Bedeutung. Solange die Meinung vorherrscht, der Säugling sei nur auf dem Arm der Mutter glücklich, wird der Wert des eigenaktiven Spiels nicht genügend gesehen. Dabei schafft es früh die Grundlagen für Selbstsicherheit, Aufmerksamkeit, Konzentration, Lernen, Kreativität und In-sich-Ruhen.

Vor diesem Hintergrund wird ohne weiteres klar, daß die z. Z. modischen, schon von der sechsten Lebenswoche an angebotenen Mutter-Kind-Gruppen die Entwicklung eines Säuglings stören. Besonders sind hier die sog. PEKiP-Gruppen (Prager-Eltern-Kind-Programm) zu erwähnen, in denen sich Mütter eine Unterstützung erhoffen, um einerseits aus ihrer Isolation zu kommen und andererseits ihrem Baby frühe soziale Erfahrungen zu ermöglichen. Die Gefahr solcher Gruppen liegt darin, daß sie Mütter durch alle möglichen Ratschläge verunsichern und empfindliche Säuglinge dort leicht irritiert werden. Es nützt weder Säuglingen noch Müttern, wenn sie mit anderen Säuglingen und Müttern zusammen ein gemeinsames Aufklärungs- und Erfahrungsprogramm absolvieren. Weder einem vier Wochen noch einem vier Monate alten Säugling, hilft es, wenn ihm, wie es in der PEKiP-Werbung heißt, das Angebot gemacht wird, „erste soziale Beziehungen zu Gleichaltrigen im Beisein seiner Eltern" zu beginnen. Die Gruppen-situation, die dazu hergestellt wird, ist künstlich und geht, da auch die Mütter Gelegenheit zum Erfahrungsaustausch bekommen sollen und wollen, an allen Bedürfnissen der einzelnen Säuglinge vorbei.

So wenig ein Säugling in der Bewegungsentwicklung Anregungen oder Vorschläge des Erwachsenen braucht, so wenig braucht er sie zum Spielen. Für ihn hilfreich sind allein Spielgegenstände, die seiner Entwicklung entsprechen, und eine ruhige, geschützte, überschaubare, auf seine Bewegungsentwicklung genau abgestimmte Umgebung.

Vor allem braucht der Säugling emotionale Sicherheit. Das Spielen hängt sehr viel mehr vom eigenen Wohlbefinden ab als die Bewegung. Das sieht man deutlich an psychisch geschädigten Kindern, deren Bewegungsentwicklung zwar einigermaßen regelrecht verläuft, die aber fast unfähig sind, eigene Spielideen zu entwickeln und zu variieren.

Liegt der Säugling ungestört auf dem Rücken, wird er, nachdem er seine Händchen entdeckt hat, schon nach einigen Wochen eines davon anschauen, öffnen, schließen und drehen. Er bringt es zunächst zufällig, dann bewußt in sein Blickfeld. Zuerst liegen die Hände mit leicht gebeugten Armen seitlich neben dem Kopf, dann beginnt der Säugling die eine oder die andere Hand vor das Gesicht zu halten und betrachtet sie eingehend. Er versucht einzelne Finger zu bewegen – „zählt" sie. Nach einiger Zeit entdeckt er seine zweite Hand und führt sie mit der ersten Hand zusammen, die Hände treffen sich. Etwas Wichtiges ist geschehen: die Erfahrungen des Sehens und des Spürens verknüpfen sich. Mit dem Erkunden der Hände kann sich der Säugling noch Monate beschäftigen und entdeckt immer wieder Neues.

Manche Eltern sind besorgt, daß sich ihr Kind, wenn es „nur" mit seinen Händen spielt, langweilen und zu wenig Anregung erfahren würde. So werden Mobiles, kleine Brücken (in Katalogen als „Greif- und Spieltrainer" bezeichnet), an denen Spielgegenstände baumeln, über das liegende Kind gestellt, über die Wickelkommode, das Bett oder den Kinderwagen gehängt. Die Bewegungen des Säuglings sind noch fahrig und ungezielt, er stößt an die aufgehängten Gegenstände.

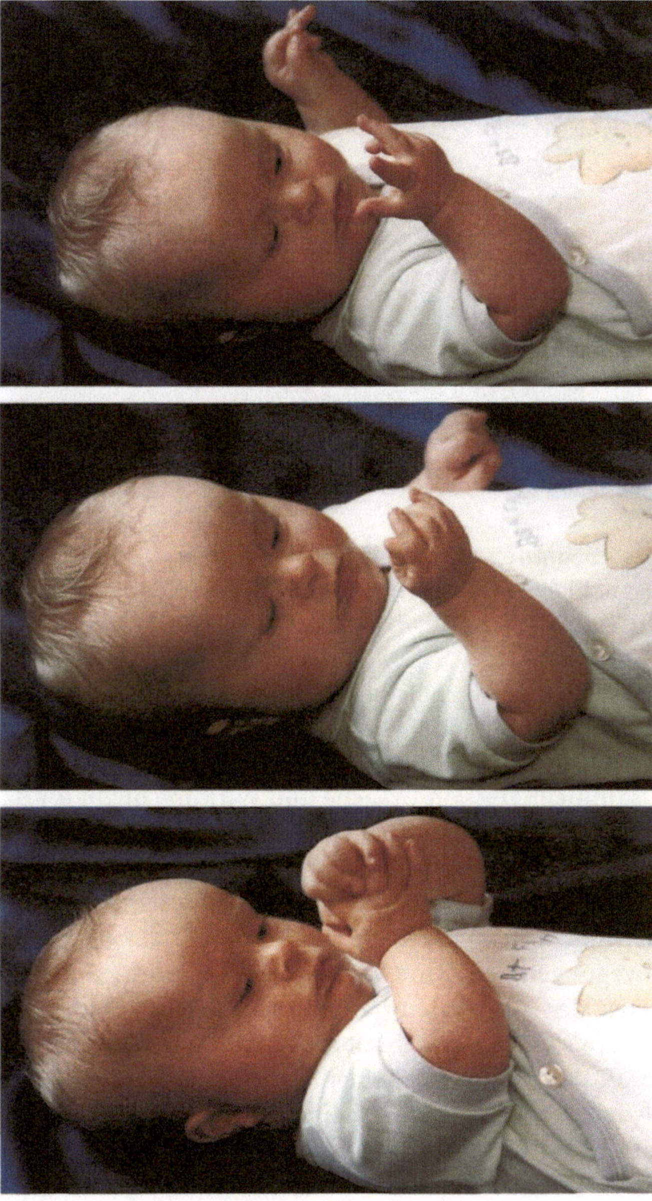

Abb. 1 bis 3. Denis, der mit einem Down-Syndrom zur Welt kam, entdeckt im Alter von neun Monaten seine Hände

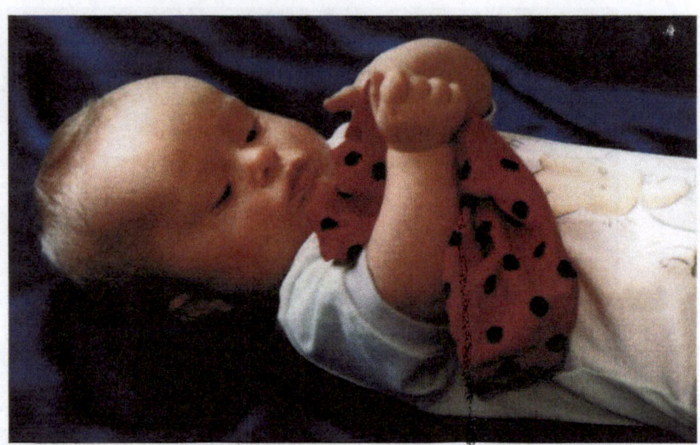

Abb. 4. Das erste Spielzeug, ein Tuch

Diese beginnen zu rasseln und zu klingeln, ohne daß ihm die Möglichkeit gegeben wäre, den Zusammenhang seines eigenen Tuns und dessen Folgen im wahrsten Sinn des Wortes zu „begreifen".

Ganz anders verhält es sich mit einem Tuch. Es bewegt sich durch seine Finger nur solange er sie bewegt; es bleibt auf seinem Gesicht liegen, solange er es nicht wegzieht – der Zusammenhang von Ursache und Wirkung bleibt für das Kind zu jedem Zeitpunkt erfahrbar. Ähnliche Vorteile bietet auch ein Federball oder geflochtene, zunächst sehr kleine Körbchen. Diese Gegenstände rollen nicht weg, sie fordern den Tastsinn, machen keine unvorhergesehenen Geräusche und Bewegungen, das Kind kann durch sie hindurchgucken – sie lassen der eigenen Initiative und Aktivität und damit dem Erfahren und Lernen breiten Raum. Dagegen hat ein Gegenstand, der direkt vor seiner Nase hängt, eine so überstarke Anziehung, daß dem Säugling faktisch die Möglichkeit zur Entscheidung darüber genommen ist, womit er sich beschäftigen will. Er wird auf diese Weise nicht etwa gefördert sondern in seiner eigenaktiven Entwicklung eingeschränkt.

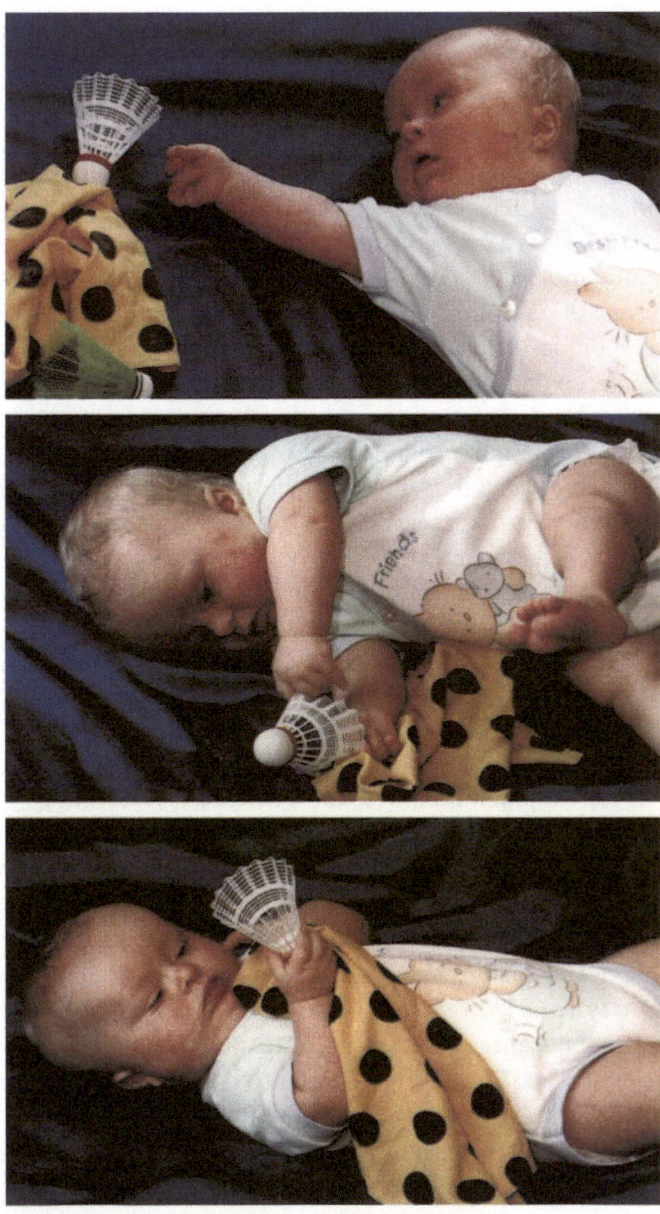

Abb. 5 bis 7. Bewegung setzt Interesse voraus

Einfache Gegenstände – wie etwa Tücher, Becher, Körbchen, kleinere Plastikschüsseln oder -siebe – ermöglichen dem Kind, auf selbständige und vielfältige Weise tätig zu werden.

Sie lassen seiner Phantasie die notwendige Freiheit, befriedigen sein natürliches Bedürfnis, die Dinge zu betasten, zu greifen und damit zu experimentieren. Angemessene Spielgegenstände müssen für den Säugling interessant sein, seinen Bewegungsfähigkeiten, seiner Muskelkraft und seiner geistigen Reife entsprechen. Er sollte, um es kurz zu sagen, selbständig hantieren können. Spielgegenstände stimulieren zur Bewegungs- und Geistesentwicklung eben dann, wenn sie nicht über dem Säugling hängen und sich von selbst bewegen, sondern wenn sie neben ihn gelegt und mit zunehmendem Alter auf seinen größer werdenden Bewegungsradius abgestimmt werden. Im Alter von etwa acht Monaten kann das Kind beispielsweise mit einer Plastikschüssel spielen. Es kann sie dann schieben, beklopfen, sich über das Gesicht legen oder sich damit am Boden drehen. Dieses Spielzeug regt seine Beweglichkeit an und ermöglicht ihm eine Vielzahl neuer Erfahrungen.

Dagegen hemmen komplizierte Spielobjekte, die womöglich von alleine funktionieren oder nach einer kurzen Berührung zu klingen, zu drehen oder zu leuchten beginnen, die Eigeninitiative.

Durch Farbe, Glitzern, Geräusche und Bewegung machen solche Gegenstände stärker und länger auf sich aufmerksam, als das Kind von sich aus Interesse daran hätte. Sie überfordern seine Aufnahmebereitschaft und nehmen ihm die Möglichkeit, das Ende einer Spielaktivität selbst zu bestimmen. Solche Spielzeuge erlauben dem Kind nicht, seinem Interesse oder eben auch Desinteresse genau dosierte Geltung zu verschaffen. Sie verhindern die selbstbestimmten Ruhephasen und die sich daraus entwickelnde neue, immer wieder andersartige Annäherung an den Spielgegenstand.

Auch eine liebevoll ausgewählte Holzrassel, die die Eltern ihrem Kind im Alter von etwa drei Monaten buchstäblich in die Hand drücken, ist nicht ratsam. Das Kind kann den Gegenstand nicht mehr loslassen, die Faust nicht mehr willentlich öffnen, weil der zu starke Reiz des Griffs oder Rings in der Handfläche einen noch vorhandenen frühkindlichen Greifreflex auslöst. Da die Großbewegungen der Arme zu diesem Zeitpunkt noch wenig gezielt sind, wird sich der Säugling diese Rassel möglicherweise an den Kopf stoßen, aufgrund des Schrecks läßt er sie dann plötzlich los. In jedem Fall sammelt er auf diese Weise keine sinnvollen Erfahrungen, da ihm noch eine Reihe von motorischen und sensorischen Voraussetzungen fehlen, um sich mit einem solchen Gegenstand eigenständig zu beschäftigen. Das gilt auch für wegrollende Spielobjekte wie Bälle. Solange ihnen das Kind noch nicht folgen kann, führen sie zu Entmutigung, fördern die Abhängigkeit vom Erwachsenen und stören die willentliche und phantasievolle Weiterentwicklung des Spiels.

Das zielgerichtete Greifen geschieht etwa vom vierten Monat an.

Ein Tuch, das neben den Säugling gelegt wird, wird angeschaut, berührt, betastet und ergriffen. Er zieht es über sein Gesicht und freut sich, wenn er es schafft, sich wieder davon zu befreien. So entdeckt er von selbst das „Guck-Guck-Spiel", niemand muß es ihm beibringen. Kurze Zeit später gibt er das Tuch von seiner einen in seine andere Hand. Das Schwierige ist am Anfang nicht das Greifen, sondern das Loslassen, daher kann er einen weichen Gegenstand, der sich seiner Hand anpaßt, leichter loswerden. Durch das weiche Material eines Tuches wird sein angeborener, in der Rückbildung begriffener Greifreflex nicht herausgefordert.

Der Säugling bemerkt in diesem Entwicklungsalter, wenn ihm der Gegenstand aus der Hand fällt; danach nimmt er wahllos jeden anderen auf – die Beziehung zum einzelnen Objekt spielt im Alter von vier Monaten noch keine Rolle. Er sieht es sich an, klopft damit, führt es zum Mund, schüttelt und dreht es. Manche Säuglinge spielen und hantieren lange und ausdauernd mit einem Gegenstand, bis sie einen zweiten dazu nehmen. Man kann diese Entwicklung nicht beschleunigen, da es sich um einen Prozeß der geistigen Reifung und der Entwicklung des intentionalen Interesses, also des zielgerichteten Willens, handelt.

Sobald ein Säugling beginnt, mit zwei Gegenständen zu spielen, realisiert er auch, daß er in jeder Hand einen Gegenstand hält. Er lernt die Gegenstände in der Mitte zusammenzuführen und zu koordinieren. Das ist ein großer Entwicklungsschritt.

Er beginnt dann die Gegenstände im Auge zu behalten, auch wenn er sie nicht mehr in der Hand hält, vergißt er sie nicht mehr. Erst jetzt braucht er mehr Spielgegenstände, um auch auswählen zu können. Denn allmählich, im letzten Drittel des ersten Lebensjahres, beginnt er, mit mehreren Gegenständen zu spielen und Gefäße auszuleeren, bald darauf, ein anderes Objekt in eine Schüssel zu legen und sie dann wieder umzudrehen. Er braucht jetzt Schüsseln und Körbe und kleinere Gegenstände, um sie in die Gefäße legen zu können. Er befühlt mit seinen Fingerspitzen Oberflächen, greift nicht mehr mit der ganzen Hand, sondern mit Zeigefinger und Daumen und er wirft Gegenstände weg und guckt hinterher.

Die Spielobjekte sollten jetzt einerseits recht groß sein, damit sich das Kind mehr bewegt, andererseits recht klein, damit es seine Feinmotorik, sein „Fingerspitzengefühl", entwickeln kann – jedoch nicht so klein, daß es sie verschlucken, in die Nase oder die Ohren stecken kann.

Dennoch braucht es auch eine Auswahl von kleinen Spielgegenständen an denen es in Ruhe lutschen, schütteln oder kratzen, also Tätigkeiten ausüben kann, die es schon lange beherrscht. Auch in der Spielentwicklung greifen Kinder immer

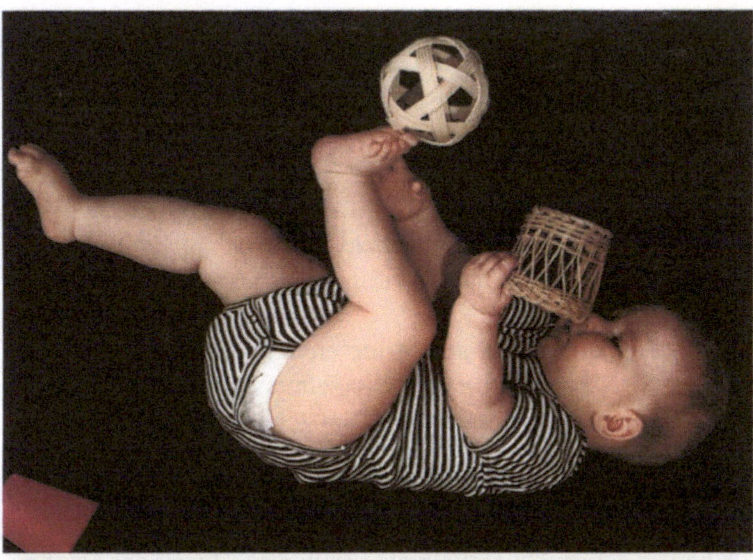

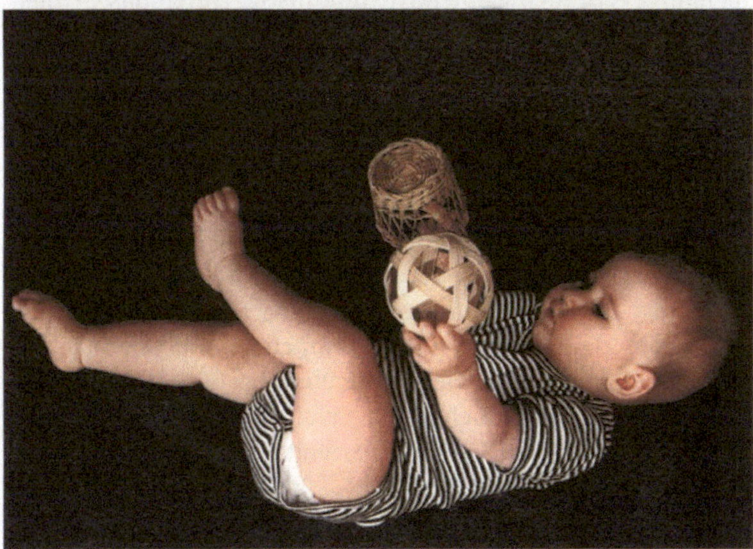

Abb. 8 und 9. Antonia ist infolge einer Stoffwechselstörung entwicklungsverzögert. Im Alter von sieben Monaten beginnt sie, mit zwei Gegenständen zu spielen

wieder auf frühere, längst vertraute Spielgegenstände und Tätigkeiten zurück. Es ist für sie außerordentlich beruhigend, sich mit Gegenständen zu beschäftigen, mit denen sie bereits vieles ausprobiert haben. Das Kind erholt sich, versichert sich des schon Erlernten und Gewohnten, nicht selten hält dieser scheinbare Stillstand mehrere Wochen an. Aber das ist kein Grund zur Sorge; vielmehr braucht das Kind solche Pausen als Vorbereitung auf den nächsten Entwicklungsschritt.

Die für das Spielen geeigneten Gegenstände sollten in größerer Zahl vorhanden sein und mehrmals täglich neu geordnet werden.

Ein Säugling hört auf zu spielen, wenn alles durcheinander herumliegt und nichts mehr „zusammengehört"; insofern ist die häufig gebrauchte Spielkiste ungünstig. Durch das Ordnen des Spielangebots bereiten die Eltern den nächsten Schritt der Spielentwicklung vor: Bald wird auch das Kind beginnen, die unterschiedlichen Gegenstände selbst zu unterscheiden und zu sortieren.

Gegenüber der großmotorischen Bewegungsentwicklung wird der feinmotorischen im ersten Jahr oft zu wenig Aufmerksamkeit geschenkt. Aber gerade dieses ruhige, auf sich gestellte Erforschen weniger Details, das Sehen der eigenen Hand, das Zusammenführen und -fügen zweier Gegenstände geben dem kleinen Kind eigene Kompetenz und Unabhängigkeit vom Erwachsenen. Die Freude über das Gelingen, über die vielen kleinen, kaum sichtbaren Erfolge, gibt ihm Sicherheit, Selbstwertgefühl und Ausgeglichenheit.

Unterstützen läßt sich die Spielentwicklung, indem man immer für die notwendigen Voraussetzungen sorgt.

Geeignete, entwicklungsgemäße Spielgegenständen sollten bereitgestellt werden und eine geschützte, eingefriedete Spielecke, zunächst durchaus das klassische „Ställchen" sollte eingerichtet werden. Darüber hinaus sollten die Eltern die

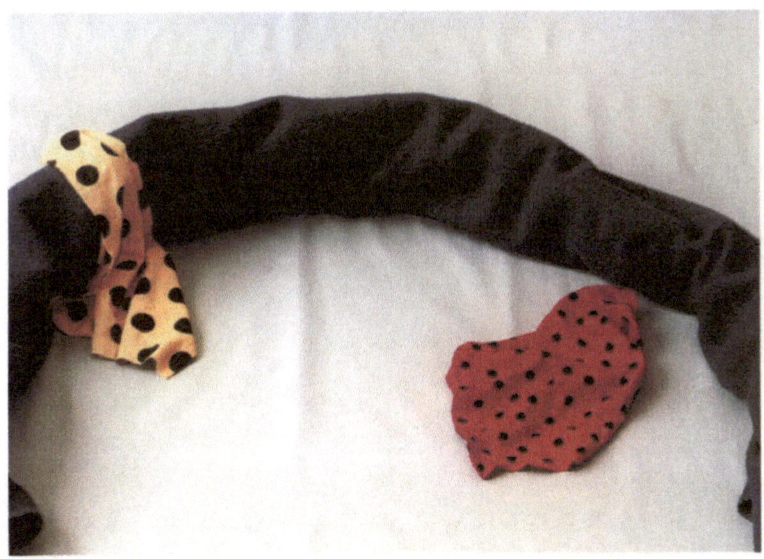

Abb. 10. Geschützte Spielecke

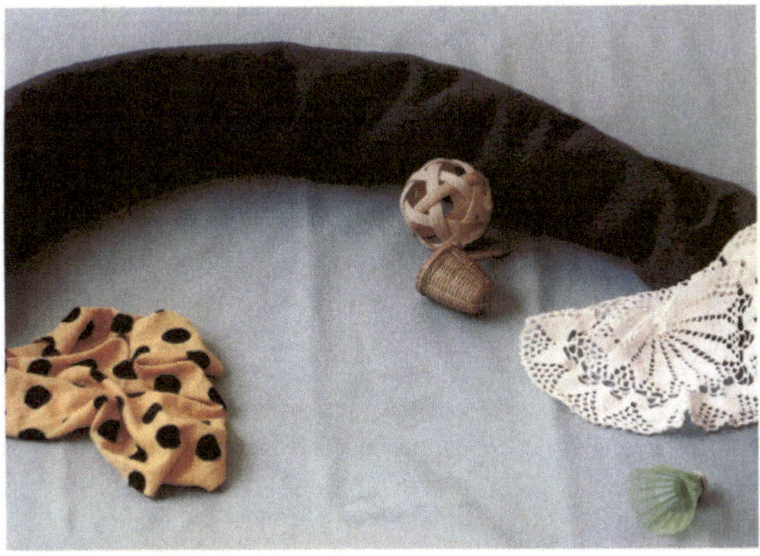

Abb. 11. Angebote zum Greifen

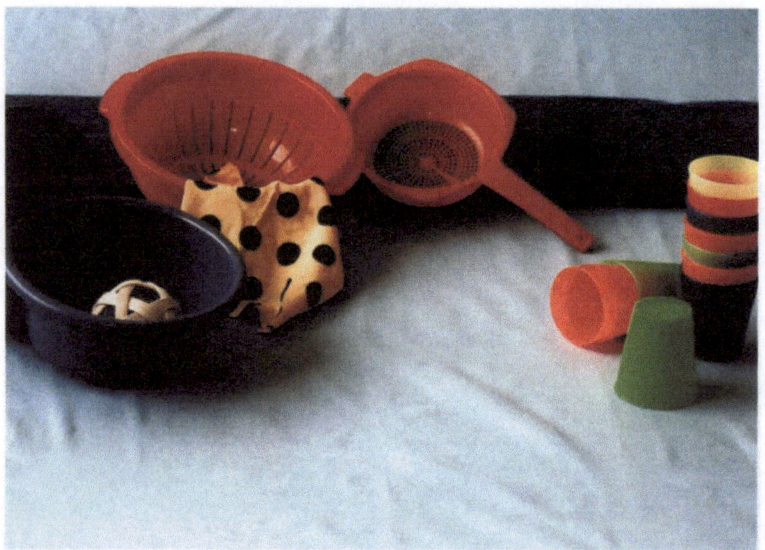

Abb. 12. Größere Gegenstände regen zu größeren Bewegungen an

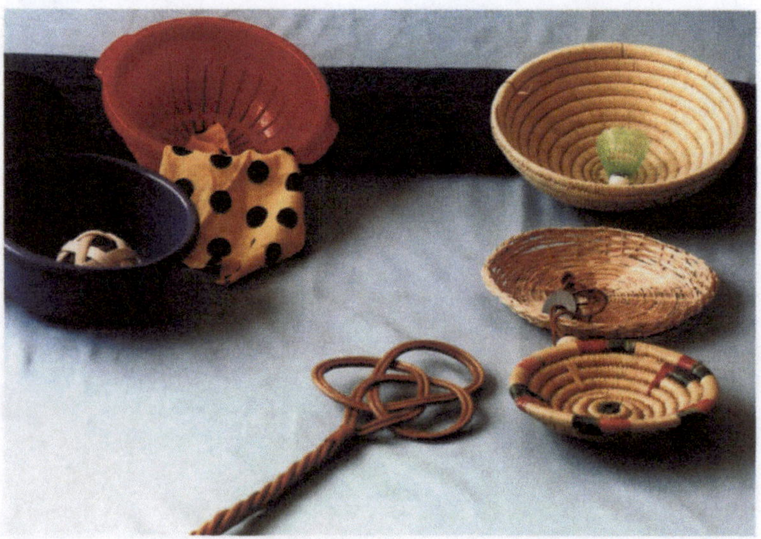

Abb. 13. Spielangebot für das Ein- und Ausräumen

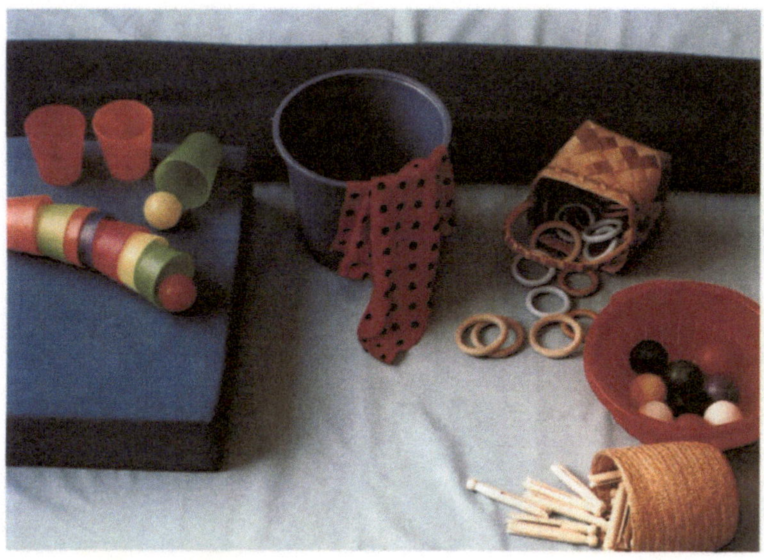

Abb. 14. Möglichkeiten zum Sortieren und Stapeln

Interessen, die Neugier, das Versuchen und das Sichaneignen ihres Babys vom ersten Lebenstag an respektieren; d.h. sie sollten es nicht ablenken, seine Tätigkeiten nicht unterbrechen. Das Kind braucht weder unvermitteltes Lob noch ist der Erwachsene sein Spielpartner. Wohlgemerkt ist hier vom freien Spiel die Rede, nicht von emotionalen und spielerischen Kontakt zwischen den Eltern und ihrem Kind. Sie haben ihre ganz eigene, jeweils individuelle Bedeutung.

Besonders bei Kindern mit einer verzögerten oder gestörten Entwicklung kann die Bewegungsentwicklung in Schüben oder Sprüngen oder auch auf Umwegen verlaufen; mitunter werden Entwicklungsschritte ausgelassen. Dagegen verläuft die *Spielentwicklung* sehr viel kontinuierlicher, auch dann, wenn sie ganz langsam verläuft: eine Tätigkeit schafft die Voraussetzung für die nächste, so daß keine Entwicklungsstufe übersprungen wird. Säuglinge, die sich sehr rasch entwickeln, durchlaufen diese Phasen auch, nur weniger sichtbar. Auch

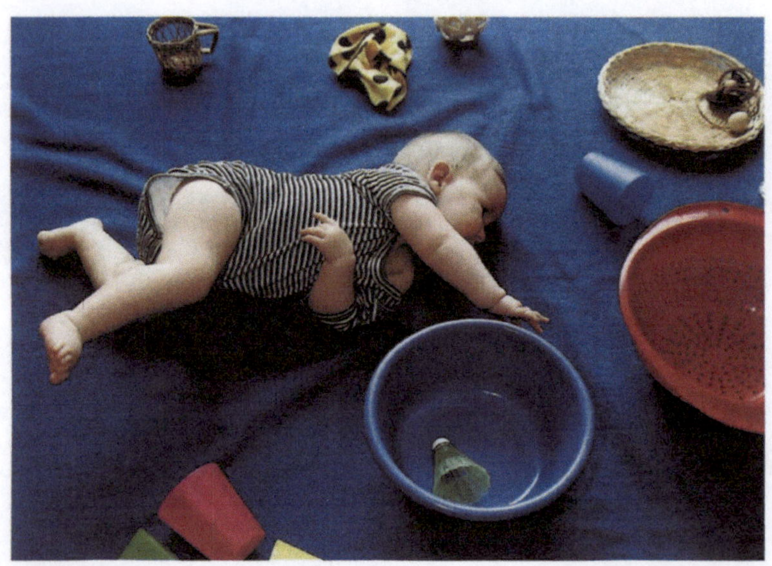

Abb. 15

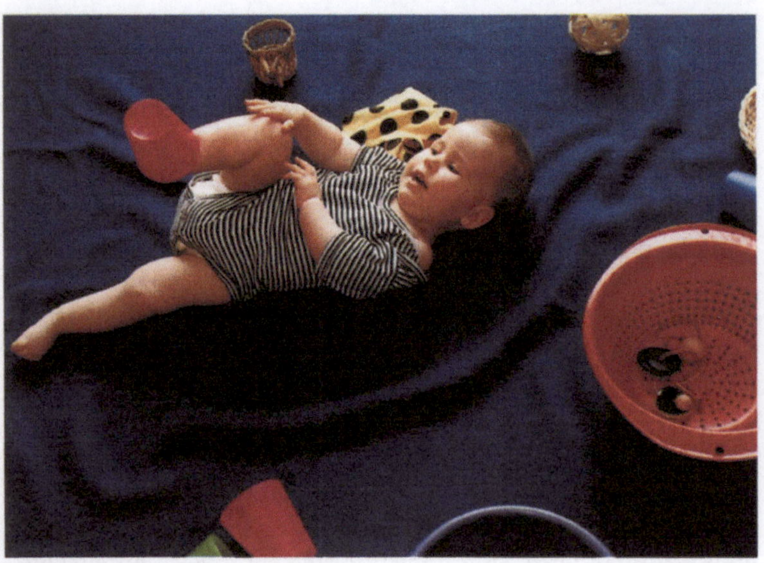

Abb. 16

entwicklungsgestörte Säuglinge lassen keinen Entwicklungsschritt aus, nur verweilen sie manchmal um Vieles länger in einer Phase als ein Kind, dessen Entwicklung regelrecht verläuft. Sie wiederholen die einzelnen Schritte häufig, sie brauchen mehr Zeit für die einzelnen Stufen der Spielentwicklung, die ja immer beides voraussetzt, die motorische und die geistige Reifung.

Sitzen und Klettern

In einigen Elternbüchern kann man Fotos von angestrengt „sitzenden" Säuglingen finden, die sich mit den Armen ausbalancieren. In der Bildunterschrift wird dann behauptet, der Säugling sitze selbständig. Dabei zeigt das Bild ganz deutlich, daß das Baby vorzeitig hingesetzt wurde. So sehr sich Verwandte und Bekannte auf die Frage kaprizieren mögen, ob „das Kleine" schon sitze oder gar stehe, so problematisch ist der damit erzeugte Druck für Mutter und Kind. Wird es vorzeitig aufgesetzt, freut es sich – aber nur deshalb, weil sich diejenigen freuen, die es aufgesetzt haben. Selbst hat es davon keinen Nutzen. Denn es kann diese Position weder selbständig verlassen oder aufsuchen noch hat es beide Hände zum Spielen frei, da es sich zumindest mit einer Hand abstützen muß. Seine Rumpfmuskulatur kann diese Anstrengung nicht lange durchhalten und gibt nach. Es sinkt in sich zusammen, ermüdet und verliert seine Aufmerksamkeit.

Ganz anders verhält sich ein Säugling, der von sich aus selbständig die Sitzposition aufsucht.

Das geschieht relativ spät, viel später als oft gemeint wird: dann nämlich, wenn er schon sicher krabbelt, oder wenn er sich bereits zum Stehen hochzieht. Erst in dieser Phase sind seine Rumpfmuskulatur, seine Drehfähigkeit und sein Gleichgewicht so gut ausgebildet, daß er die Übergänge vom Sitzen in andere Positionen mühelos und fließend findet.

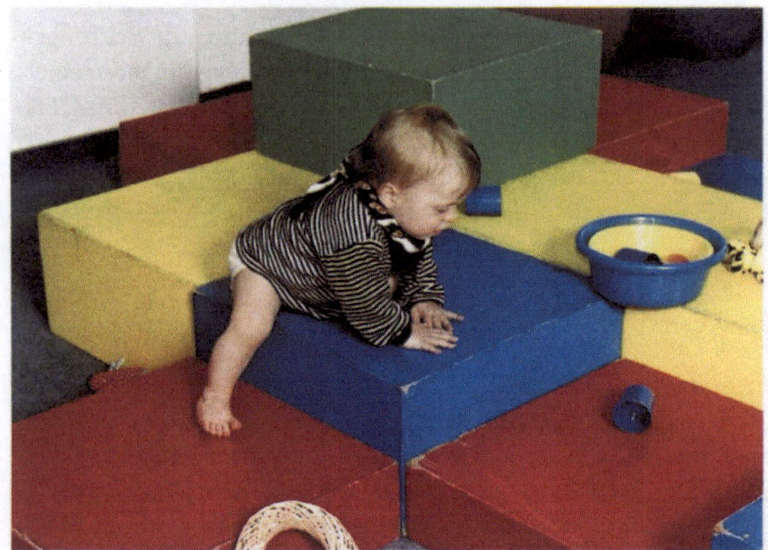

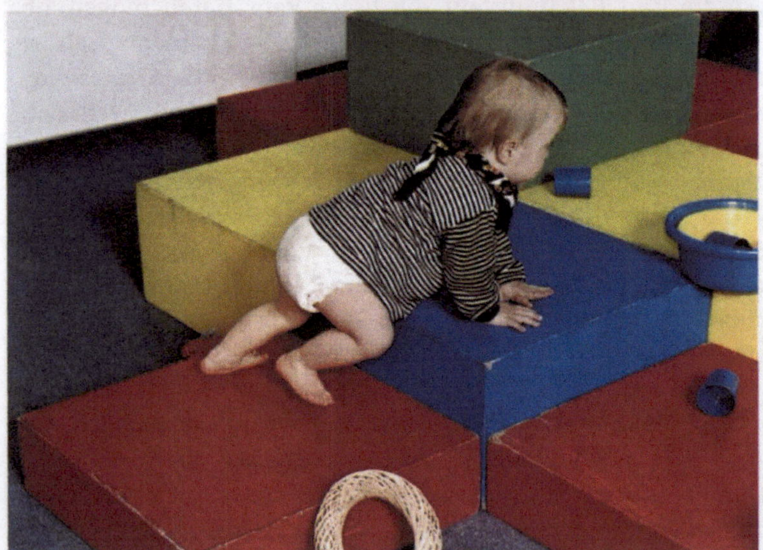

Abb. 17 und 18. Lea beginnt im Alter von 15 Monaten das Klettern. Sie wurde in der 26. Schwangerschaftswoche mit einem Gewicht von 920g geboren

In den gängigen Entwicklungstabellen (s. S. 120) kommt das Drehen auf den Bauch, das Sitzen, das Stehen und das Gehen vor; nicht aber das Drehen auf die Seite, der seitliche Ellbogenstütz oder abgestützte Seitsitz und auch nicht das Klettern. Wenn das kleine Kind erst einmal geht, wird es später auch klettern, nimmt man allgemein an.

Tatsächlich beginnen Säuglinge sehr viel früher, kleine Höhen zu überwinden, schon dann, wenn sie bereits sicher durch den Raum robben und kriechen. Mit den Armen versuchen sie, sich auf kleine Hindernisse hochzustemmen und schaffen es dabei das erste Mal, auf die gebeugten Knie zu kommen – als Vorbereitung für den Knie-Händestütz. Später, wenn sie zu krabbeln beginnen, sind sie bereits an größeren Höhen interessiert. Diese Entwicklungsphase ist für alle Säuglinge wichtig, besonders auch für diejenigen, die sich langsamer entwickeln.

Zu dieser Klettererfahrung sollten Eltern ihrem Kind schon früh Gelegenheit geben.

In einer geschützten Spielecke, kann es mit Hilfe eines festen Polsters oder einer Kiste von 11 bis 18 cm Höhe herausfinden, was kleinere und größere Höhenunterschiede bedeuten.

Falls es fällt, fällt es nicht tief, stößt sich nur ein wenig, lernt daraus aber, kleinere Gefahren einzuschätzen. Durch dieses Klettern wird der Säugling auch bald mit Treppenstufen vertraut und lernt, diese hinauf- oder hinunterzukrabbeln, bevor er gehen kann.

Die individuelle Bewegungsentwicklung eines Säuglings unterliegt im zeitlichen Ablauf einer großen Variationsbreite. Die sog. Meilensteine der Entwicklung – Drehen, Sitzen, Stehen und Gehen – sind nicht die wichtigsten Merkmale einer günstigen Bewegungsentwicklung. Viel wichtiger sind die Flüssigkeit und Variabilität der Bewegungsabläufe. Erst daraus

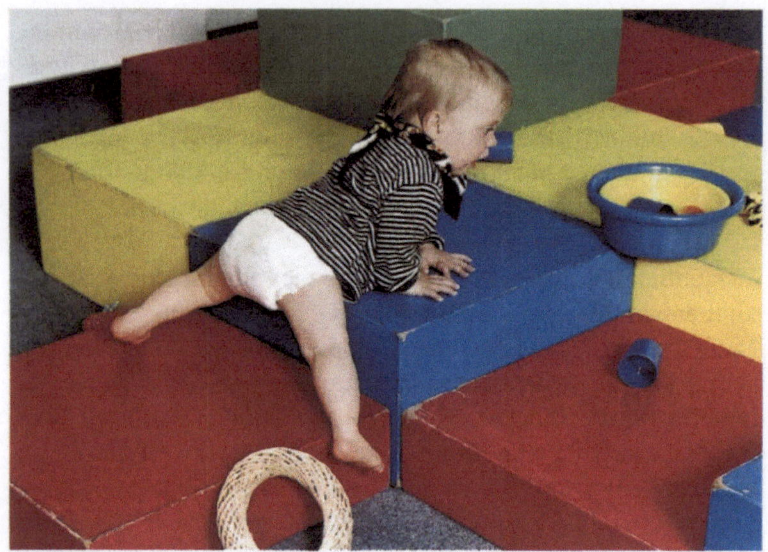

Abb. 19

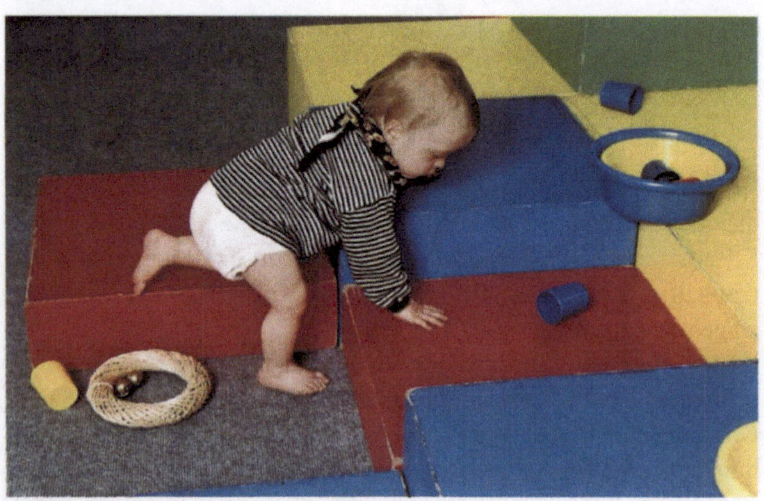

Abb. 20

ergibt sich die Qualität der Bewegung. Es kommt darauf an, die Bewegungsfreude und die Lust des Säuglings am Probieren und Lernen zu stärken. Eine Beschleunigung der Bewegungsentwicklung macht das Kind unsicher, nimmt ihm die Initiative, macht es vom Erwachsenen zusätzlich abhängig – und soll deshalb in jedem Fall vermieden werden.

Leseempfehlungen

Ein großer Teil der folgenden Bücher und Broschüren sind von Autorinnen aus dem Budapester Pikler-Institut (Lóczy) verfaßt. Es sind die Arbeiten von Balog, Falk, Kálló, Pikler, Reismann, Tardos und Vincze.

T. Berry Brazelton: Babys erstes Lebensjahr. Unterschiede in der geistigen und körperlichen Entwicklung. Deutscher Taschenbuch Verlag, München 1997

Rüdiger Dammann (Hrsg): Öko-Test-Ratgeber. Ratgeber Kleinkinder. Rowohlt Taschenbuch, Hamburg 1998

Handbuch Kinder.... von winzig klein bis ganz schön groß. Hrsg. von der Stiftung Warentest, Berlin 1996

Jesper Juul: Das kompetente Kind. Auf dem Weg zu einer neuen Wertgrundlage für die ganze Familie. Rowohlt, Hamburg 1997

Eva Kálló, Györgyi Balog: Von den Anfängen des freien Spiels. Zu bestellen bei: Pikler Gesellschaft, Grunewaldstraße 82, D-10823 Berlin

Remo H. Largo: Babyjahre. Die frühkindliche Entwicklung aus biologischer Sicht. Piper, München 1997

Emmi Pikler: Friedliche Babys – zufriedene Mütter. Pädagogische Ratschläge einer Kinderärztin, Herder Taschenbuch, Freiburg 1998

Emmi Pikler: Laßt mir Zeit. Die selbständige Bewegungsentwicklung des Kindes bis zum freien Gehen. Richard Pflaum, München 1997

Emmi Pikler, Anna Tardos u. a.: Miteinander vertraut werden. Wie wir mit Babys und kleinen Kindern gut umgehen. Arbor Verlag, Freiamt 1994, als Taschenbuch: Herder-Spectrum, Freiburg 1997

Marian Reismann: Beziehungen. Fotografien. Zu bestellen bei: Pikler Gesellschaft, Grunewaldstraße 82, D-10823 Berlin

Daniel Stern: Mutter und Kind. Die erste Beziehung. Klett-Cotta, Stuttgart 1997

Maria Vincze: Schritte zum selbständigen Essen. Zu bestellen bei: Pikler Gesellschaft, Grunewaldstraße 82, D-10823 Berlin

2 Die beeinträchtigte Entwicklung

Die zu frühe Geburt

Ungefähr fünf Prozent aller Säuglinge kommen zu früh zur Welt, d. h. vor der 38. Schwangerschaftswoche, sie wiegen zum Zeitpunkt ihrer Geburt in der Regel weniger als 2500 g. Das Grundproblem eines Frühgeborenen ist seine Unreife und die evtl. nicht ausreichende Funktion seiner Organe (Atmung und Verdauung) besonders dann, wenn es unter 1000 g wiegt und weniger als 30 Wochen im Leib der Mutter heranwachsen konnte.

Der Mutter wird bei dieser frühen Geburt
als Wöchnerin wenig Beachtung zuteil.
Es geht um das Überleben des Kindes.
Eile ist geboten.

Unter Umständen kann die Mutter ihr Neugeborenes nicht einmal anschauen. Erst später, meist vom Vater, erfährt sie, wie es um ihr Kind steht. Infolge der vorzeitigen Geburt und der schnellen Verlegung des Kindes auf die neonatologische Intensivstation, wird die intuitive Bereitschaft der Eltern, sich ihrem Kind zuzuwenden, gehemmt und von der Sorge um die nächsten Tage überlagert.

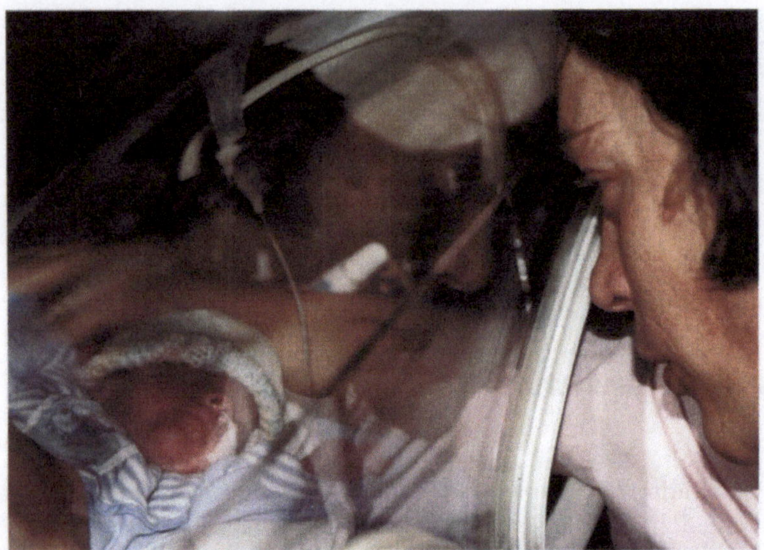

Abb. 21. Lea kam in der 26. Schwangerschaftswoche mit 920 g zur Welt. Auf den Seiten 24 und 26 ist sie mit 15 Monaten beim Klettern abgebildet. Sie war deutlich entwicklungsverzögert und hat sich gut entwickelt

Statt in die Arme der Mutter, wird das Frühgeborene sofort in Tücher gelegt, um die Wärme des Körpers zu erhalten. Es muß alles versucht werden, um die sehr schwache Funktion der noch nicht genügend ausgereiften Organe zu stabilisieren, besonders die der Lungen, die bei sehr kleinen Frühgeborenen noch nicht genügend Sauerstoff aufnehmen können.

Die Umstellung vom fötalen Kreislauf zum eigenständigen Herz-Lungen-Kreislauf, vor allem das selbständige Atmen, ist die erste große Hürde: abhängig vom Reifezustand besteht eine anfängliche, manchmal auch länger andauernde Atemschwäche, d. h. die Atmung ist unregelmäßig, zu flach oder setzt öfter aus. Das kann zu einem Mangel der Sauerstoffsättigung im Blut führen und die Sauerstoffversorgung aller Organe, vor allem aber des Gehirns, gefährden. Bleibt die Atmung nicht stabil, bekommt das Baby eine Atemhilfe zur zusätzlichen Zufuhr von Sauerstoff, u. U. muß es künstlich beatmet werden.

Das Frühgeborene wird in einem Transportinkubator in die Kinderklinik und in seine „neue Umwelt" gebracht. Sie besteht aus einem Inkubator, der Feuchtigkeit und Wärme bietet. Die Atemhilfe wird der Eigenatmungsmöglichkeit des Kindes angepaßt. Ernährt wird das Frühgeborene, sofern es nicht selbständig trinken kann, durch eine Magensonde. Es bekommt Infusionen zur Stabilisierung des Kreislaufes und des Energiehaushaltes. Die lebenswichtigen Funktionen werden mit verschiedenen Elektroden an Kopf, Rumpf, Armen und Beinen gemessen und überwacht. Da das Baby oft noch zu schwach ist, um abzuhusten, wird ein häufiges Absaugen erforderlich, damit der Schleim die Atemwege nicht verengen kann.

Wenn das Frühgeborene sehr unreif oder auch lebensbedrohlich krank ist, sind die Abstände der Versorgung geringer und damit auch die Zeitspannen der Ruhe und Erholung.

Anregungen aus den USA, besonders auch der Kinderärztin Marina Marcovich, ist es zu danken, daß in zunehmendem Maße der Pflegeturnus genauer auf die Bedürfnisse des Frühgeborenen abgestimmt wird.[2] Dazu gehört auch, daß der Arzt, der das Frühgeborene regelmäßig untersucht, sich mit der regelmäßig zuständigen Pflegeperson abstimmt, so daß die Untersuchung innerhalb des Pflegeturnus geschehen kann, und der Säugling in seiner Ruhezeit nicht unnötig gestört wird. Er hört die eigenen Geräusche im Inkubator ohnehin übermäßig laut, die Stimmen außerhalb, z. B. die der Eltern, schwach und verzerrt. Die Lichtquelle wird inzwischen in den meisten Kliniken nachts abgedunkelt, damit sich das Frühgeborene an den Rhythmus von Tag und Nacht gewöhnen kann.

[2] Marina Marcovich (1997) Vom sanften Umgang mit Frühgeborenen. In: Heidi Rinnhofer (Hrsg): Hoffnung für eine Handvoll Leben. Rowohlt, Hamburg

Die Möglichkeit, in dieser Lage Vertrauen zu seinen Eltern zu bekommen, ist noch viel begrenzter als die Möglichkeit der Eltern, ihr Kind emotional anzunehmen.

Als eine besondere Hilfe in dieser Zeit hat sich das „Kangerooing" bewährt: Mutter oder Vater haben auf einer Liege neben dem Inkubator das Frühgeborene mit all seinen Schläuchen auf der nackten Brust liegen. Es fühlt den Herzschlag und die Wärme, nimmt Geruch und Stimme, Gehalten- und Gestreicheltwerden wahr. Für Frühgeborene, die noch eine längere Zeit im Inkubator vor sich haben, ist dies besonders wichtig und kann ein- bis zweimal täglich angeboten werden.

Die meisten Mütter versuchen, ihr Kind zu stillen. Jedoch kommt der Milchfluß infolge der psychischen und körperlichen Belastung häufig nicht richtig in Gang, auch deshalb, weil das Baby zum Saugen zu schwach ist oder gar nicht trinkt. So bleibt manchmal nur das Abpumpen der Milch, um sie dem Baby mit dem Fläschchen zu geben. Bei sehr kleinen Frühgeborenen muß man die Muttermilch über eine Magensonde zuführen.

Der tägliche Aufwand und die Anstrengungen sind für die Eltern enorm.

Die Mutter (in manchen Fällen auch der Vater) muß sich in einen Krankenhausapparat eingliedern, sie fühlt sich in dem fließend ablaufenden Stationsdienst überflüssig und glaubt, im Weg herumzustehen. Jedes Arztgespräch wird als anstrengend und mit großer Anspannung erlebt. Was wird über das Kind gesagt? Gibt es neue Informationen, Untersuchungsergebnisse? Was bedeuten sie für die Zukunft? Dazwischen drängen sich Mutmaßungen über die Ursache: Hat sie – so fragt sich die Mutter immer wieder – während der Schwangerschaft frühe Anzeichen bei sich selbst oder bei ihrem wachsenden Kind übersehen und nicht rechtzeitig darauf reagiert? Solche Fragen quälen Mütter häufig noch über viele Jahre hinaus. Nicht wenige Frauen erleben die Tatsache der zu frühen Geburt als ihr persönliches Versagen. Umso wichtiger ist es, daß sie von ihrem Partner und ihren Freunden Unterstützung erhalten.

Probleme des Frühgeborenen

Das zu früh geborene Kind ist zu allererst mit der Aufrechterhaltung seiner lebensnotwendigen Funktionen beschäftigt: mit der Atmung und Verdauung, mit der Bewahrung seines Gleichgewichts, der Auseinandersetzung mit der Schwerkraft, mit der Bewegung, der Anspannung wie auch der Entspannung, mit Aktivität und Ruhe.

„Unordnung“ in einem „System“ beeinflußt sofort alle anderen Systeme. Wird z. B. infolge der flachen oder unregelmäßigen Atmung die Sauerstoffsättigung zu gering, wird die Muskelspannung schlaff und die Bewegungsaktivität nimmt ab. Das Frühgeborene sieht nicht mehr rosig aus, sondern blaß, womöglich bläulich. Schon der normale Verdauungsvorgang ist belastend. Die kleinste Störung versetzt den Säugling sofort in Anspannung, vor lauter Aufregung werden seine Atmung und sein Herzschlag unregelmäßig.

Schwer zu schaffen macht ihm neben der Aufrechterhaltung seiner Grundfunktionen die Aufnahme und Verarbeitung von Sinnesreizen.

Das Frühgeborene mußte die Geborgenheit im mütterlichen Bauch frühzeitig aufgeben, auch die Reifung der zerebralen Funktion und damit seine Fähigkeit zur Wahrnehmung sind noch unreif. Für Erwachsene kaum wahrnehmbar, wird dieser sehr kleine und dünnhäutige Mensch durch ein Übermaß von Berührungen (taktilen Reizen) irritiert, durch das Bewegtwerden während der Versorgung (kinästhetische Reize), durch das Drehen oder Hochgenommenwerden im Raum (vestibuläre Reize). Hinzu kommen auditive und visuelle Einwirkungen, also solche Reize, die Ohren und Augen treffen und überfordern. Schon für einen reif geborenen Säugling bedeutet dies alles eine große Anstrengung. Er braucht Wochen und Monate, um die unterschiedlichen Reize sortieren und zuordnen zu können, also eine differenzierte Wahrnehmung zu entwickeln. Es gibt Frühgeborene, die in den ersten Lebensmonaten kaum ihre Augen öffnen. Sie verschließen sich buchstäblich vor den Reizfluten, die auf sie eindringen. Das gilt auch für emotionale Reize; oft sind Frühgeborene noch nicht in der Lage, Gefühle „zurückzugeben". Auch wenn sonst keine Schädigungen infolge der frühen Geburt bestehen, gehört die Schwierigkeit, die Wahrnehmungen zu verarbeiten, zu den häufigsten Problemen während der ersten Lebensjahre – oft bis in die Schulzeit hinein.

Das Frühgeborene muß ja bereits Umweltreize wie Licht, Geräusche, Schmerz, Berührung und Temperaturunterschiede verkraften, auf die das noch unreife zentrale Nervensystem nicht eingestellt ist. Es wird vermutet, daß in den letzten Wochen der regulären Schwangerschaft in der Entwicklung des fötalen Gehirns ein Reduktions- und Organisationsprozeß stattfindet, der dem regulär geborenen Kind die Möglichkeit gibt, sich dann zu verschließen, wenn es zu vielen Reizen gleichzeitig ausgesetzt ist. Es wird vermutet, daß die Unruhe der Frühgeborenen, ihre mangelnde körperliche Sicherheit und ihre Aufmerksamkeitsstörungen Folge dieser erschwerten Filterung ist, die fast unweigerlich zur Reizüberflutung in den ersten Lebenswochen führt.

Die erste Zeit zu Hause

Nach der Entlassung aus dem Krankenhaus braucht der Säugling ein besonderes Maß an Ruhe und Umsicht, um sich an die neue Umgebung zu gewöhnen.

Die Beibehaltung des bis dahin gewohnten Pflegerhythmus ist für seine Sicherheit wichtig. Veränderungen sollten sehr vorsichtig und in kleinsten Schritten eingeführt werden. Die bewußt langsame Eingewöhnung in einen häuslichen Schlaf- und Wachrhythmus erfordert von der Mutter und dem Vater ein hohes Maß an Ruhe, Regelmäßigkeit und Kraft.

Für fast alle Eltern ist dieser Alltag anfangs kompliziert.

Das Frühgeborene ist extrem irritierbar und schreit mehr als das Reifgeborene, oft ist die Ursache des Unwohlseins nicht eindeutig erkennbar. Da es selbst seine Bedürfnisse noch nicht genau kennt, kann es sie auch nicht verständlich äußern. Oft bleibt unklar, ob es wegen Hunger, Müdigkeit oder einem Wunsch nach Kontakt weint. Geräusche, Bewegungen oder auch kleinste Veränderungen können es verwirren und übertriebene, manchmal panische Reaktionen hervorrufen. Seine Aufmerksamkeitsspanne ist sehr kurz, Informationen kann es nur schwer aufnehmen und oft kaum oder nur sehr langsam verarbeiten. Aus diesen Gründen gerät der frühgeborene Säugling immer wieder in eine eigentümlichen Unruhe, in eine Art ständiger Alarmbereitschaft. Oft schafft er es nicht, allein zu Ausgeglichenheit und Ruhe zu finden.

Eltern empfinden es als schmerzlich, daß sie anfangs keine Reaktionen, keine „Antworten" auf ihre Zuwendung bekommen und mißverstehen das als Zurückweisung und Ablehnung. Sie müssen erst lernen, die wenigen Signale zu erkennen, zu entschlüsseln und zu respektieren.

Wann und wie zeigt das Frühgeborene, wenn es Kontakt wünscht, wie zeigt es Ablehnung?

Diese Zeichen können sich sowohl in vegetativen Veränderungen, Mimik, Bewegung oder auch in Lauten äußern. Weint der Säugling, ist es wichtig, etwas zu warten. Er braucht nicht sofort herausgenommen und herumgetragen werden. Denn einer seiner ersten Lernschritte wird sein, selbständig wieder zur Ruhe zu kommen. Wenn er Hunger, Bauchweh oder ein anderes Problem hat, wird er mit der Zeit anders „rufen". Auch der Säugling muß seine Bedürfnisse und Erwartungen kennenlernen und sein Rufen darauf abstimmen. Es ist wichtig, wenn er weint, sofort zu ihm zu gehen, um ihn Nähe und Verständnis spüren zu lassen, aber nicht, um sofort etwas gegen das Weinen zu tun, sondern um auf seine weiteren Signale zu warten. Vielleicht könnte man ihn auch fragen, was er möchte, und ihn erst dann behutsam auf den Arm nehmen.

Es lohnt sich, anfangs Zeit aufzubringen, um dem Kind Raum für eine genauer formulierte Antwort zu geben. Statt sofort herumgetragen, geschaukelt und bewegt zu werden, was es vielleicht für den Augenblick beruhigt, soll ihm die Gelegenheit gegeben werden, mit Bewegungen, Tönen und Mimik zu zeigen, was es will.

Es kann dabei lernen, seine Wünsche differenziert zu zeigen, die Eltern können lernen, diese Zeichen zu verstehen und vor allem kann das Kind lernen, selbständig wieder zur Ruhe zu kommen. Wird es dagegen sofort hochgenommen, werden die Ansätze zur Selbststeuerung und -beruhigung erschwert.

Ein überschaubarer Tagesablauf, sich wiederholende Fütter- und Pflegetätigkeiten, helfen dem nach wochenlangem Krankenhausaufenthalt noch verwirrten Säugling, langsam die Orientierung und Sicherheit zu finden, die er braucht, um Grundvertrauen zu seinen Eltern, vielleicht auch Geschwistern, entwickeln zu können (s. Kap. 1).

Alle Geschehnisse, die den Rhythmus stören könnten, sind für die erste Zeit möglichst zu vermeiden.

Dazu gehören Besuche, neue Stimmen und Gerüche, Ausflüge und Gänge, die nicht unbedingt notwendig sind. Alles was mit dem Frühgeborenen während der ersten Wochen zu Hause geschieht, ob Annäherung, Ansprache, Kontakt oder Pflege, sollte langsam, geräuscharm, zugewandt und für das Kind eindeutig sein.

Frühförderung?

Während zunächst die Sorge um das Überleben im Vordergrund stand, geht es schon bald nach der Krankenhausentlassung um die Frage, wie sich das Kind künftig entwickeln wird.

Wann wird es seine motorischen Probleme aufgeholt haben? Werden solche der sprachlichen und geistigen Entwicklung zurückbleiben? Wird es später Schulschwierigkeiten haben? Wird es überhaupt einmal so groß und kräftig wie andere Kinder? Wie lange wird man noch merken, daß es ein frühgeborenes Kind ist? Braucht es dazu eine bestimmte therapeutische Förderung? Solche und andere Fragen beschäftigen alle Eltern.

Aus der Sorge, daß sich die Entwicklung verzögern und eine Entwicklungsstörung zurückbleiben könnte, versuchen viele Eltern, ihrem Kind eine möglichst frühe therapeutische Förderung angedeihen zu lassen. Sie tun das aus der Befürchtung heraus, eine medizinische Möglichkeit zu versäumen, die ihrem Kind nützen könnte. Frühförderung, die vom Kinderarzt verordnet werden kann, heißt im ersten Lebensjahr meistens Krankengymnastik. Solche Behandlungen werden besonders jenen Frühgeborenen verordnet, die eine schwache, also hypotone, oder im Gegenteil besonders angespannte, also hypertone Muskulatur aufweisen. Im Vordergrund steht hier die motorische Entwicklung. Ziel ist die Förderung von Entwicklungsschritten, wie z. B. der Kopfkontrolle, das Drehen von der Rückenlage in die Bauchlage und zurück, das Abstützen der Arme in Bauchlage. Gefördert werden soll auch die sensorische Entwicklung – die Fähigkeit zur Verarbeitung des Wahrgenommenen, das Körpergefühl, insbesondere das Gefühl für Gleichgewicht.

Aber verträgt ein Kind, das schon zu früh auf die Welt gekommen ist, überhaupt eine Förderung, die doch auf eine Beschleunigung seiner Entwicklung hinausläuft, also eine zusätzliche Anstrengung bedeutet?

Ist schon diese Frage nicht leicht und nicht in jeder Situation gleich zu beantworten, so stecken in der Frage, *was* überhaupt früh gefördert werden soll und mit welchem Ziel, neue Fragen. Häufig wird den Eltern gesagt, ja fast damit gedroht, ihr Kind könne wichtige Entwicklungsschritte verpassen, wenn nicht sofort und intensiv physiotherapeutisch eingegriffen würde.

Ein solcher Übereifer, der vermeintlich einer Katastrophe vorbeugen soll, weicht der wichtigen Frage aus, ob bestimmte medizinische Maßnahmen einem Frühgeborenen überhaupt helfen können und wenn ja, ob dies der richtige Zeitpunkt ist. Auch die Frage, ob solche Eingriffe schaden können, wird viel zu selten thematisiert.

Krankengymnastische Frühförderbehandlung, die darauf zielt, Entwicklungsschritte „anzubahnen" oder vorwegzunehmen, kann ein Frühgeborenes enorm unter Druck setzen.

Sie kann sein noch labiles Befinden stören und seine noch schwach entwickelte emotionale und motorische Eigeninitiative blockieren. Das unreife und infolge des Krankenhausaufenthalts beeinträchtigte Baby kann die Angebote, die ihm von einer Krankengymnastin zur Förderung seiner Bewegungsentwicklung gemacht werden, überhaupt noch nicht verarbeiten. Es ist zur Interaktion kaum in der Lage. So wird zwar versucht, dem Frühgeborenen etwas zu lehren oder ihm anzutrainieren, aber zu diesem Zeitpunkt kann es sich davon nichts zu eigen machen (beispielsweise dann, wenn das Frühgeborene therapeutisch auf den Bauch gedreht wird, obwohl das seiner geistigen und körperlichen Entwicklung noch nicht entspricht).

Auch die Intuition und Beobachtungsfähigkeit der Eltern kann darunter leiden, wenn die elterliche Verantwortung für das Gedeihen des Kindes an einen Therapeuten abgegeben wird. Während der Nutzen der Frühbehandlung durch keine wissenschaftliche Studie erwiesen ist, weiß man aber sehr wohl, daß eine vorschnelle krankengymnastische Behandlung Frühgeborener sowohl Störungen beim Kind als auch in seiner Beziehung zur Mutter hervorrufen kann.

Eltern brauchen Ausgeglichenheit und Ruhe, um dem Kind über ihre Hände und ihre Stimme Vertrauen zu geben, das seinerseits Zeit braucht, um die Mutter und den Vater kennenzulernen und sich geborgen zu fühlen.

Prinzipiell sollten Eltern ihrer eigenen Beobachtungsfähigkeit trauen;
sie sollten die kleinen, täglichen Entwicklungsschrittchen ihres Kindes aufmerksam wahrnehmen.

Fremde, zumal therapeutische Einmischung kann diesen Prozeß erheblich stören; besonders dann, wenn der Säugling noch sehr unruhig ist oder viel schreit. Möglicherweise kann er andere, neue Hände, beispielsweise die einer Krankengymnastin, nicht akzeptieren, wehrt und zieht sich in sich zurück.

Für das Erlernen eines behutsamen Umgangs, einer umsichtigen, sich in der Regelmäßigkeit des Ablaufs immer wiederholenden Pflegetätigkeit bedürfen manche Eltern einiger Hinweise, zumal, wenn sie aufgrund der vorzeitigen Geburt und der Krankengeschichte in ihrer intuitiven Sicherheit erschüttert wurden. Solche Hinweise, die vom Kinderarzt oder Physiotherapeuten angeboten werden, müssen respektvoll und zurückhaltend gegeben werden. Sie sollten darauf ausgerichtet sein, das Verständnis, die Kompetenz und Verantwortung der Eltern zu stärken; damit sind nicht einseitige therapeutische Tips und Anweisungen gemeint. Wer hier beratend tätig ist, kann den Eltern Anregungen geben, wie sie den Tagesablauf, also die Rhythmen des Wachseins, des Trinkens und des Schlafens des Säuglings, gestalten können.

Die Bewegungsentwicklung braucht nicht gefördert zu werden.

Der Therapeut sollte versuchen, jede Überforderung des Kindes und überhöhte Erwartungen der Eltern zu vermeiden, indem er die im Moment vorhandene Aktivität und Persönlichkeit des Säuglings aufmerksam und präzise beobachtet und deren Qualität zum Thema macht. Der Therapeut kann helfen, die Signale des Kindes zu erkennen, Zusammenhänge zwischen Bewegung, kognitiven Fähigkeiten und Emotionalität wahrzunehmen und Anregungen geben, wie das behutsame An- und Auskleiden den kleinen Säugling so wenig wie möglich aufregt aber dennoch zum Mitwirken anregt. Der Therapeut soll die Eltern unterstützen, die Umgebung so zu gestalten, daß diese sowohl Ruhe (den eingegrenzten Raum) als auch Anregungen bietet (Licht, freie Beweglichkeit der Hände, wenige, ruhige zu betrachtende Objekte). Bei sehr angespannten Frühgeborenen können Hinweise zur Lagerung wichtig sein, die mal in Rückenlage, also flach, mal in leichter Beugehaltung in Rückenlage oder auch in Seitenlage möglichst bequem und daher entspannend sein kann. Es gibt keine spezielle Krankengymnastik für frühgeborene Kinder: Gegen Unruhe und Irritabilität hilft nur Ruhe, ein geregelter rhythmischer Tagesablauf und eine auf die Bedürfnisse und Erfordernisse des Frühgeborenen genau abgestimmte behutsame Umsorgung.

Für die Eltern ist es wichtig zu wissen, daß sich ein frühgeborenes Kind im ersten Lebensjahr oft nicht so kontinuierlich und harmonisch entwickelt wie das reifgeborene.

Seine sozialen Kompetenzen machen in den ersten Lebensmonaten oft überraschend schnelle Fortschritte, manchmal auch seine motorischen. Das weckt hohe Erwartungen, und führt zur Überforderung, auch zur Selbstüberforderung des Frühgeborenen. Es kann sich für Bewegungsaktivitäten interessieren, die jedoch weit über dem Niveau seiner physischen und kognitiven Möglichkeit liegen, also von ihm nicht selbständig verwirklicht werden können. Es will beispielsweise sitzen oder stehen, lange bevor es das aus eigener Kraft erreichen kann. Diese Diskrepanz zwischen Wollen und Können durchleben viele Frühgeborene. Sie entwickeln sich sprunghaft und diskontinuierlich; sie haben sichtlich Probleme damit, Eindrücke aufzunehmen, zu ordnen und zu verarbeiten. Dies zeigt sich dann auch in ihren Bewegungsabläufen, die nicht so variabel, flüssig und harmonisch sind. Das gleiche gilt auch für die Aufmerksamkeitsfähigkeit. Dem Kind fällt es schwer Ausdauer beim Betrachten, Ausprobieren und Spielen zu entwickeln. Es zeigt sich auch hier sprunghaft, läßt sich leicht ablenken und kann deshalb seine Fähigkeiten nicht realistisch beurteilen und einsetzen. Das hindert das Frühgeborene, Erfahrungen ausreichend zu verarbeiten und führt zu einer grundlegenden Unsicherheit, die sich später in mangelnder Selbsteinschätzung, Umsicht und Aufmerksamkeit zeigt.

Für Eltern, die glücklich sind, daß sie und ihr Kind die vielfältigen medizinischen Komplikationen der ersten Lebenswochen hinter sich haben, bedeutet die Konfrontation mit diesen neuen Problemen oft einen schweren Rückschlag, zumal sie erst nach einigen Monaten scheinbar schnellen und unkomplizierten Aufholens sichtbar werden. Sie fragen sich dann, ob sie etwas versäumt haben. Aber diese Probleme haben viele Frühgeborene aufgrund ihrer biologischen Voraussetzungen. Spezielle Fördertherapien, die oft aus Hilflosigkeit gesucht, empfohlen und angenommen werden, helfen ihnen nicht. Sie können das grundlegende Problem sogar verschärfen, weil sie das Kind mit zusätzlichen Eindrücken und Reizen konfrontieren und, da es sie nicht verarbeiten kann, zusätzlich verwirren und noch „rappeliger" machen; also sein Grundproblem verstärken, nicht aber mindern.

Die Initiative und das Interesse am Kontakt müssen vom Säugling ausgehen. Das setzt Wohlbefinden voraus, das allein in der intimen und sicheren Beziehung zu den Eltern entsteht.

Zu dieser Entwicklung, die bei einem frühgeborenen Kind notwendigerweise langsamer verläuft als bei einem reifgeborenen, gehören auch Pausen und die Möglichkeit, zur Ruhe zu kommen. Es geht um Vertrauen und Autonomie, die die Voraussetzung jeder weiteren Entwicklung bilden.

Leseempfehlungen

Jan Hein Brüggemann: Zu früh ins Leben? Was alle Eltern über Risiko- und Frühgeburt wissen sollten. Trias, Stuttgart 1993

Anne Dick u. a.: Prävention von Entwicklungsstörungen frühgeborener Kinder. Richard Pflaum, München 1998

Heidi Rinnhofer (Hrsg): Hoffnung für eine Handvoll Leben. Eltern von Frühgeborenen berichten. Rowohlt, Hamburg 1997

Klaus Sarimski: Frühgeborene in den ersten Lebenswochen.

Zu bestellen bei: Bundesverband „Das Frühgeborene Kind“ e. V., Van-der-Tann-Straße 7, D-69126 Heidelberg

Klaus Sarimski: Frühgeborene nach der Entlassung. Zu bestellen bei: Bundesverband „Das Frühgeborene Kind“ e. V., Eva Vanderlin, Von-der-Tann-Straße 7, D-69126 Heidelberg

Klaus Sarimski: Interaktive Frühförderung. Psychologie Verlags Union, Weinheim 1993

Jürgen Steidinger, Klaus J. Uthicke: Frühgeborene. Von Babys, die nicht warten können. Rowohlt, Hamburg 1989

Kornelia Strobel: Frühgeborene brauchen Liebe. Was Eltern für ihr „Frühchen“ tun können. Kösel, München 1998

Die verzögerte Entwicklung

Wenn die Entwicklung von einer gewissen, niemals ganz genau festlegbaren, aber doch vorhandenen Norm abweicht, spricht der Arzt von einer „Entwicklungsverzögerung". Eine solche Diagnose kann ganz unterschiedliche und unterschiedlich schwere Probleme umschreiben und sie wird verhältnismäßig häufig gestellt. Ihr haftet immer etwas Vorläufiges an, weil manche Entwicklungsstörungen, wie etwa geistige Behinderungen, erst in einem gewissen Alter erkannt werden können.

Abgesehen von dem recht allgemeinen diagnostischen Gebrauch des Begriffs gibt es Entwicklungsverzögerungen, die sich, wie dieses Wort schon sagt, mit der Zeit „auswachsen".

Es handelt sich dann um einen vorübergehenden, eben aufholbaren Entwicklungsrückstand. Er kann sich sowohl in einer allgemeinen Langsamkeit als auch in einer Ungleichzeitigkeit verschiedener Fähigkeiten zeigen. Möglicherweise verläuft die motorische Entwicklung regelrecht, vielleicht sogar zügig, jedoch äußert das Kind kein altersgemäßes Interesse an kommunikativer Interaktion und an Spielgegenständen. Auch eine ständige Unruhe kann zu einer Entwicklungsverzögerung führen, da sie das notwendige Gleichmaß von Erfahrung und Erfahrungsverarbeitung stört. Meistens jedoch entwickeln sich solche Kinder motorisch zu langsam, zeigen aber ein lebhaftes Interesse für Personen und Gegenstände in seiner Nähe. Es kann sich auch um ein besonders ruhiges, zurückhaltendes, vielleicht ängstliches Kind handeln, das sich ungerne bewegt und ein und denselben Platz bevorzugt.

Zu den Ursachen einer Entwicklungsverzögerung zählt auch eine Überforderung durch die Eltern, etwa wenn dem Kind Leistungen abverlangt werden, die noch nicht der individuellen Entwicklung entsprechen, beispielsweise das vorzeitige Aufsetzen.

Umgekehrt kann aber auch psychische Vernachlässigung in den ersten Lebenswochen und -monaten zu erheblichen Entwicklungsverzögerungen führen. Das sollten Eltern bedenken, die nach der Geburt größeren persönlichen Problemen ausgesetzt waren, aber auch die Eltern von Pflege- und Adoptivkindern.

Die Ursachen der Entwicklungsverzögerung sind also vielfältig und individuell. Sie können in einer persönlichen Eigenheit des Kindes begründet sein, auch in einer Veranlagung – vielleicht haben sich schon Mutter oder Vater in ihrer Säuglingszeit auffällig langsam entwickelt oder bemerkenswert unruhig verhalten. Häufig sind solche Enwicklungsstockungen auch Folge gewisser Beeinträchtigungen während der Schwangerschaft. Dabei muß auch an den Gebrauch von Alkohol, anderen Genußgiften und Drogen gedacht werden. Andere ungünstige Einflüsse, die die Entwicklung zeitweilig hemmen, können während der Geburt auftreten. Insgesamt aber ist die verzögerte Entwicklung dadurch gekennzeichnet, daß die Probleme langsam überwunden werden. Man spricht hier vom „Durchgangssyndrom" oder von einer transitorischen neurologischen Störung (TNS). Das sind neurologische Auffälligkeiten, die aber wieder verschwinden, ohne daß etwas getan werden müßte.[3]

[3] Siehe dazu den Beitrag von Barbara Ohrt bei den Leseempfehlungen auf S. 57

Motorische Langsamkeit

Entwicklungsverzögerungen äußern sich meist in der Bewegungsentwicklung.

Der Säugling liegt über mehrere Monate friedlich auf dem Rücken und macht keine Anstrengungen, diese sichere Position zu verlassen. Die Muskelspannung kann herabgesetzt sein (Hypotonie), der Säugling ist bewegungsarm und lernt ungewöhnlich langsam, seinen Kopf zu halten.

Ist das der Fall, so sind sorgfältige ärztliche Untersuchungen im ersten Lebensjahr besonders wichtig. Dabei sollte der Säugling nicht an den üblichen Normen durchschnittlicher Entwicklung gemessen werden, sondern auch an seinen eigenen Normen. Die ja günstige Prognose einer Verzögerung, die mit der Zeit aufgeholt werden wird, kann u. U. dann gestellt werden, wenn sich die sehr langsamen Entwicklungsschritte in der richtigen Abfolge und den notwendigen Übergangsstadien vollziehen. Dieser individuelle Maßstab ist aussagekräftiger als der Blick auf eine Tabelle. Nicht ohne Grund wurden die zeitlichen Normen für die regelrechte Entwicklung eines Kindes, die noch vor 20 Jahren recht eng gefaßt waren, wieder etwas ausgeweitet.

Eine langsame Entwicklung kann und darf man nicht beschleunigen.

Es nützt dem Kind nichts, wenn es dazu gedrängt wird, und sei das Drängen noch so therapeutisch, Bewegungsabläufe und höhere Stufen der Entwicklung zu üben, für die es noch nicht bereit ist. Aus welchen Gründen auch immer es sich langsam entwickelt, jeder vorzeitige Eingriff kann das Gegenteil von dem bewirken, was beabsichtigt ist: er kann ein entwicklungsverzögertes Kind unsicher machen und sogar blockieren.

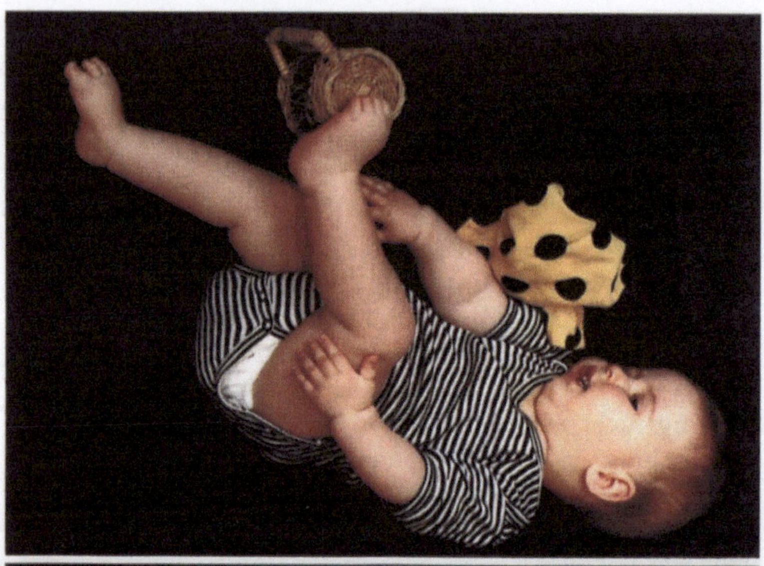

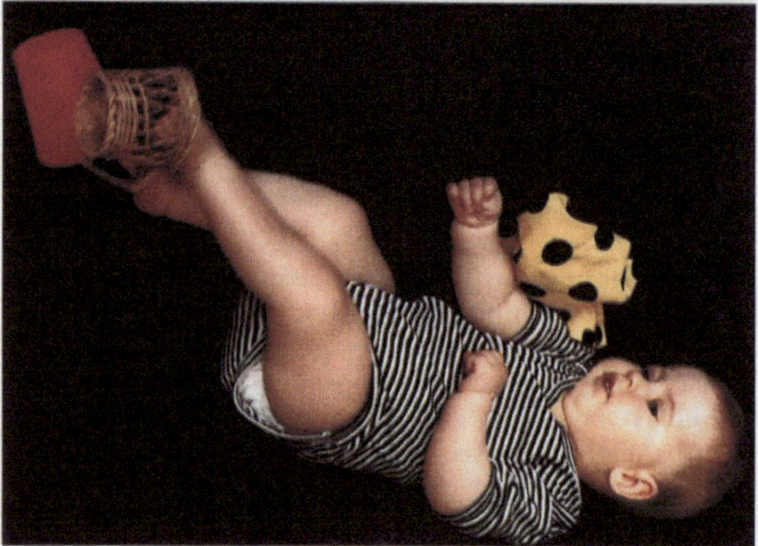

Abb. 22 bis 25. Am Boden und in der Rückenlage kann Antonia sich gezielt und geschickt bewegen. Sie ist noch nicht in der Lage sich auf den Bauch zu drehen, ihren Kopf anzuheben und zu halten

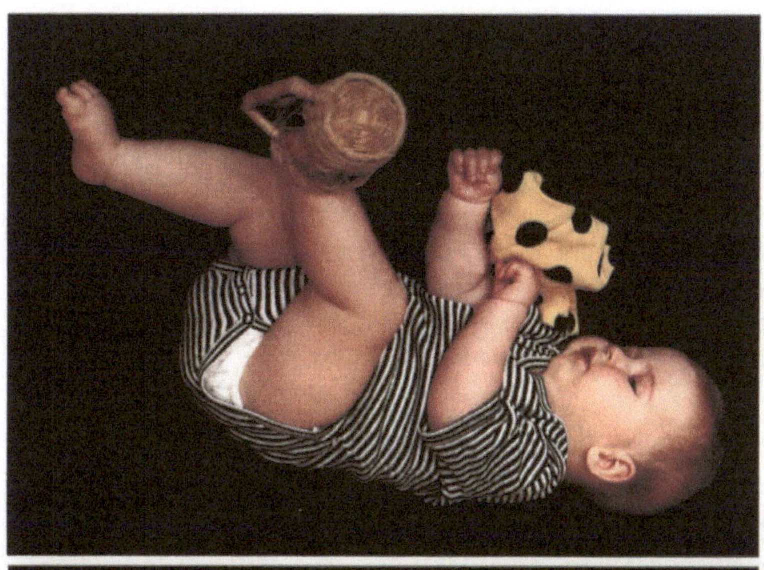

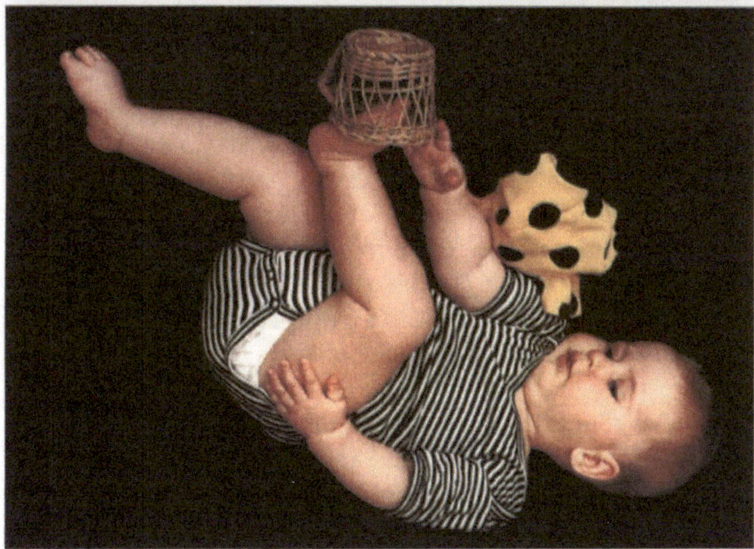

Wichtig für die Förderung ist eine vertrauensvolle, die Langsamkeit akzeptierende elterliche Beziehung und eine anregende Gestaltung der Umgebung, die dem Entwicklungsstand entspricht.

Diese sollte besonders bei hypotonen Säuglingen in einer festen Unterlage bestehen, da das Abstützen einfacher ist, wenn der Untergrund nicht nachgibt. Die Spielgegenstände sollten möglichst groß und leicht sein (Abb. 12 und 13), um das bewegungsgehemmte Kind zu größeren, ausgreifenderen Bewegungen zu verlocken.

Wahrnehmungsprobleme

Die Diagnose „Wahrnehmungsstörung" findet sich zunehmend auf Überweisungscheinen oder Heilmittelverordnungen, sie wird auch als Perzeptions- oder sensorische Integrationsstörung bezeichnet. Doch die Häufigkeit der Diagnose besagt nicht, daß das Wissen über Wahrnehmungsprobleme genauer geworden ist. Die naturwissenschaftliche Beweisführung ist nicht möglich, hinter dem Begriff „Wahrnehmungsstörung" verbirgt sich die Beobachtung einer Reihe von Störungen, die in kein objektives Diagnoseschema eingeordnet sind. Es handelt sich also um einen derzeit modernen Sammelbegriff für verschiedenartige Störungen im Säuglings-, mehr noch im Kleinkind- und Schulalter.

Bei aller Unklarheit und Offenheit der diagnostischen Einordnung gibt es aber Säuglinge, die tatsächlich mit Wahrnehmungsproblemen geboren werden. Ihre taktilen, vestibulären oder propriozeptiven Wahrnehmungsfähigkeiten scheinen eingeschränkt – also ihr Tastsinn, ihr Gleichgewichtssinn und ihre Tiefensensibilität.

Diese möglichen Funktionsstörungen können einzeln oder gemeinsam auftreten. Sie werden oft erst im Kindergarten-

oder Schulalter erkannt. Die Wahrnehmungsprobleme bestehen in einer Störung der Verarbeitung von Sinnesreizen. Dabei kann es sich um eine Störung in der Aufnahme, der Weiterleitung oder der Verknüpfung solcher Reize handeln. Das Problem kann im Gehirn oder im peripheren Nervensystem liegen. Die Sinneseindrücke können dabei zu stark auf das menschliche Gehirn einwirken oder auch zu wenig gefiltert sein, um sinnvoll aufgenommen und verarbeitet zu werden. Man unterscheidet die körpernahen Sinne (Tast-, Gleichgewichts-, Bewegungs- und Geschmackssinn) und die körperferneren Sinne (Sehen, Hören und Riechen). Die Verknüpfung dieser Sinne, auch „sensorische Integration" genannt, bedingt unter anderem die Feinabstimmung großer und kleiner Bewegungen und ermöglicht eine gute Bewegungsqualität und Variabilität.

Oft erzählen Mütter oder Väter, daß sie in ihrer Kindheit ebenfalls tollpatschig gewesen und wegen ihrer „Ungeschicklichkeit" aufgefallen seien. Das ist deshalb wichtig, weil viele Wahrnehmungsprobleme genetisch bedingt sein können. Weitere Ursachen können Alkohol- und Drogenprobleme der Mutter während der Schwangerschaft sein.

Bei frühgeborenen Säuglingen kommen Wahrnehmungsprobleme häufiger vor als bei reifgeborenen.

Vermutlich liegt das daran, daß das Frühgeborene schon zu einer Zeit mit extrauterinen Reizen überflutet wird, die es aufgrund seiner zerebralen Unreife nur unzureichend abwehren, sortieren oder verarbeiten kann. Dazu kommt, daß seine Sinnessysteme möglicherweise nicht gleichmäßig, also ausgewogen reifen, so daß es zu Diskrepanzen in der Wahrnehmung kommt.

Manche Säuglinge, machen den Eltern Sorgen, weil sie besonders leicht irritierbar und sehr schreckhaft sind.

Sie zeigen große Unsicherheiten, wenn sie auf den Arm genommen werden, machen sich steif, wenn sie aus ihrem Bett auf die Wickelkommode gelegt werden – sie scheinen es vorzuziehen, ganz ruhig in ihrem Bett zu liegen, ihre Händchen anzuschauen, mit ihnen zu spielen. Später, auf der Decke am Boden, bleiben sie möglichst an einem Platz sitzen, spielen ruhig und beobachten ihre Umgebung abwartend. Sie krabbeln lange Zeit nicht, bewegen sich auf dem Po rutschend vorwärts – sie „shuffeln", wie das dem Englischen entlehnte Fachwort heißt. Sie vermeiden möglichst alle Aktionen, die mit größeren Bewegungen und Gleichgewichtsanforderungen verbunden sind. Sie bevorzugen also statische Positionen wie das Sitzen oder später Stehen. Bewegungsübergänge von einer Position in eine andere umgehen sie nach Möglichkeit ebenfalls, weil dafür ein höheres Maß an Gleichgewicht und Feinabstimmung von Bewegungsabläufen erforderlich wäre. Insgesamt verläuft ihre motorische Entwicklung äußerst langsam, manchmal wagen sie erst gegen Ende des zweiten Lebensjahres die ersten Schritte.

Diese Langsamkeit gilt in vielen Fällen nur für die statomotorische Entwicklung, während sich Spiel und Sprache solcher Kinder häufig ganz normal, manchmal auch vorzeitig entwickeln, ebenso ihre Feinmotorik: Es gibt Säuglinge, die eine außerordentliche Geschicklichkeit und Ausdauer entwickeln, mit ihren kleinen Fingern die feinsten Bewegungen auszuführen, um sich selbst oder Spielgegenstände zu erforschen – und dennoch zeigen sie nur langsame Fortschritte in den großen Bewegungen.

Andererseits gibt es Säuglinge, die gar nicht genug Bewegung bekommen können.

Sie juchzen, wenn sie hochgeworfen werden, je höher desto besser. Sie sind fast pausenlos in Aktion. Wenn sie ermüden, scheint sich dieses Bedürfnis sogar zu steigern. Das wird besonders deutlich, wenn sie zum Schlafen hingelegt werden. Ihre Unruhe und Zappeligkeit nimmt dann noch zu; manche finden erst im Arm ihrer Mutter oder ihres Vaters zur Ruhe.

Im Unterschied zu den sensitiven, übervorsichtigen Säuglingen probieren die überaktiven ihre ersten Schritte oft schon vor ihrem ersten Geburtstag aus. Nachdem sie diese Fortbewegungsmöglichkeit entdeckt haben, sind sie unermüdlich dabei, das Gehen zu üben. Die Eltern freuen sich darüber zunächst, merken jedoch bald, daß vor ihrem Kind nichts mehr sicher ist, es Gefahren kaum wahrnimmt. Es kann das Stolpern über eine Schwelle oder am Boden liegende Gegenstände nicht als Ursache seines Sturzes erkennen und fällt deshalb immer wieder über dasselbe Hindernis.

Ein solches Kind, bei dem die Abstimmung von Motorik und Sensorik derart unausgeglichen ist, scheint selbst aus schmerzhaften Mißerfolgen kaum mehr Umsicht zu gewinnen.

Seine Bewegungsabläufe sind eckig und tollpatschig, ohne fließende Übergänge. Es „fällt" von einer Position in die nächste. Eigentlich notwendige Feinabstimmungen werden mit Geschwindigkeit kompensiert. Das geschieht oft so schnell, daß Außenstehende die prinzipiellen Unsicherheiten im Gleichgewicht kaum bemerken.

Oft spielen solche Kinder nur kurze Zeit; die Richtung ihres Interesses ist diffus, die Konzentrationsfähigkeit gering. Gegenstände werden angefaßt und schnell wieder losgelassen.

Manchem Säugling fällt es am Ende des ersten Lebenjahres sehr schwer, einen Gegenstand mit feinen Bewegungen zu erforschen. Hinzu kommt häufig das zu feste Zufassen.

Das kann einerseits, wie im Fall der Großbewegungen, auf Probleme der Kraftdosierung und der feinmotorischen Abstimmung zurückgehen, andererseits auch Begleiterscheinung mangelnder Tastsensibilität sein. Die Folge ist, daß die Augen-Hand-Koordination, eine wichtige Verknüpfung dreier Sinne (Seh-, Tast- und Bewegungssinn) nicht ausreichend erprobt wird. Da der Säugling über das Fühlen nicht genügend Erfahrungen macht, verliert er schnell an Interesse, greift von einem Gegenstand zum nächsten und erleidet dadurch einen allgemeinen Verlust an befriedigender Spieltätigkeit.

Zu den Anzeichen solcher Probleme gehört auch, daß der Säugling gerne fest angefaßt zu werden scheint, da seine Schmerzempfindung eher gering ist.
Es stört ihn nicht, wenn das Badewasser, in dem er gerne und lange sitzt, kühler wird. Er scheint auch lieber mit harten, kühlen, glatten Gegenständen zu spielen, Plüschtiere oder weiche Gegenstände, die sich für ihn diffus anfühlen, eher abzulehnen. Da er in seiner Tastempfindung weniger empfindlich ist, ist demzufolge auch die Art seiner Kontaktaufnahme häufig grob, manchmal sogar für andere schmerzhaft.

Eltern sind oft sehr beunruhigt und auch traurig, wenn sich ihr Baby nicht gerne liebkosen läßt, nicht in den Arm kuschelt und sich sogar gegen das Streicheln wehrt. Diese für die Eltern außerordentlich schwierige Situation, kann zu einer Störung in der emotionalen Beziehung zu ihrem Kind führen. Wenn sich beispielsweise das Kind beim An- und Ausziehen sträubt, werden auch die Hände der Eltern schneller und ungeduldiger.

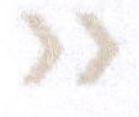

Es ist wichtig, daß die Eltern das Wickeln und Umkleiden nicht beschleunigen, „um den Kampf rasch hinter sich zu bringen", sondern mit Geduld nach Wegen suchen, die ein Zusammenwirken ermöglichen.

Anregungen für den Alltag

Das sehr ruhige Kind

Nicht jedes Phlegma, jede Zurückhaltung oder auch „Sturheit" eines Kindes muß gleich als Entwicklungsproblem verstanden werden. Eltern sollten ihrer Intuition und Beobachtungsgabe trauen.

Auch benötigt ein Säugling, ob unruhig oder besonders ruhig, keine speziellen Übungen – jedenfalls nicht zu Hause. Wenn er beispielsweise auffällig viel schläft, dann braucht er in seinen kurzen Wachzeiten mehr Aufmerksamkeit als ein ohnehin lebhafter und fordernder Altersgenosse, einfach damit er merkt, daß es sich lohnt, wach zu sein.

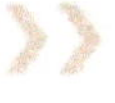

Das Abrubbeln mit einem Handtuch nach dem Bad, das Berühren und Anziehen regen ihn an, sich für seinen Körper, seine „Umhüllung" und Begrenzung zu interessieren. Das Ende seines Körpers kann er leicht erfahren, wenn man seine Füße in die Hand nimmt und liebkost. Dabei kann er lernen, selbst mit seinen Füßen Kontakt aufzunehmen. Krabbel-, Streichel-, Schaukel- oder Hoppe-Hoppe-Reiterspiele können sinnvoll sein und ihm in der Wahrnehmung seines Körpers und der Entwicklung seines Gleichgewichtssinns helfen.

Das muß allerdings vorsichtig versucht werden, weil nicht jeder Säugling solche Interventionen akzeptiert und genießen kann.

Wenn sich der Säugling dann im zweiten Lebenshalbjahr zunehmend für Spielgegenstände interessiert, ist es wichtig, ihm zunächst größere Gegenstände – etwa eine Plastikschüssel, einen Brotkorb, ein Plastiksieb oder einen Karton anzubieten. Solche Gegenstände erfordern größere motorische Aktivität, größeren Krafteinsatz und höhere Anpassungsleistungen des Gleichgewichtssinns als statisch über dem Körper des Kindes aufgehängte, sich oft von selbst bewegende kleine Gegenstände.

Das besonders unruhige Kind

Für den unruhigen Säugling ist es dagegen hilfreich, wenn seine Umgebung reizarm gestaltet und ihm wenig Spielzeug angeboten wird, da er sich leicht ablenken läßt.

Mobiles, die über dem Bett oder der Wickelkommode hängen, können allein als visueller Reiz für ihn zuviel sein und seine Aufmerksamkeit, die er vielleicht auf seine Hände oder das Gesicht der Mutter richtet, entscheidend stören. Das gleiche gilt für akustische Gehänge wie Klangstäbe oder am Bett befestigte Klingeln, Spieluhren usw., die er noch nicht selbst dosiert benutzen kann und die ihn demzufolge verwirren.

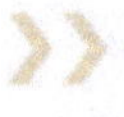

Sein Spiel sollte räumlich etwas abseits, vom unruhigen Alltagsgeschehen abgeschirmt, stattfinden. Wird er auf den Boden gelegt, ist eine Sichtumrandung um seine Spielecke sinnvoll, da ein zu großer Raum dem Säugling besonders in den ersten Monaten zusätzlichen Einflüssen und Reizen aussetzt, die ihn unsicher machen.

Ein Laufstall eignet sich dafür zunächst gut, aber nur solange bis der Säugling zu kriechen, krabbeln und zu klettern beginnt und daher mehr Raum braucht.

Fast alle Eltern spüren intuitiv, wie zart oder auch wie fest ihr Kind angefaßt, gehalten, gedrückt oder geschaukelt werden möchte.

Es gibt auch hierfür keine besseren „Übungen", als die in jeder Familie individuell immer wieder neu erfundenen und doch recht ähnlichen Kontakt- und Liebkoseformen, -spiele und -rituale.

Das schmerzunempfindliche Kind

Bei Säuglingen, die über ein ungewöhnlich geringes Schmerzempfinden verfügen, kommt es darauf an, die Folgen jedes normalerweise schmerzhaften Anstoßens oder Stürzens mit Worten und Gesten zu verdeutlichen.

Es kann sinnvoll sein, den Schmerz zu übertreiben, um den Säugling auf das aufmerksam zu machen, was er kaum, oder erst verspätet spürt.

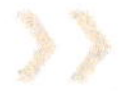

Die groben Zärtlichkeiten, zu denen solche Kinder neigen, sollte man nicht einfach übergehen, sondern behutsam zeigen, wie man sich auf eine andere Weise seinen Kontakt wünscht und wie sich dieser anfühlt.

So kann ein Säugling frühzeitig und auch für den späteren Kontakt zu anderen Kindern lernen, aufmerksam und vorsichtig zu sein.

Die Sensorische Integrationstherapie (SI-Therapie), entwickelt von der amerikanischen Ergotherapeutin und Psychologin Jean Ayres wird häufig praktiziert.

Die Therapie erfolgt mittels Stimulation der Körperwahrnehmungssinne wie dem Gleichgewichtssinn, dem Tastsinn und der Tiefensensibiltät. In der sensorischen Integrationstherapie werden dem Kind vielfältige und dosierte Sinneseindrücke angeboten, die es auffordern, darauf zu reagieren, sich angemessen mit einer Aufgabe auseinanderzusetzen, sich anzupassen, um damit – so wird geglaubt – eine verbesserte Verarbeitung und Verknüpfung von Sinnenseindrücken im Gehirn zu ermöglichen. Sensorische Integrationstherapie kann vorhandene Wahrnehmungsstörungen nicht heilen; sie kann aber dem Kind Hilfen geben, motorische und sensorische Probleme bewußter wahrzunehmen – und auch den Eltern die Anregungen aus den Therapiestunden in den Alltag ihres

Kindes einzubeziehen. Ein solches Programm sollte in überschaubarer Weise zeitlich begrenzt sein; wesentlich ist die Beratung der Eltern und eine kundige Beobachtung des Kindes in regelmäßigen, aber größeren Abständen.

Aufmerksamkeitsstörungen, Unruhe, Irritabilität, Selbstüberschätzung oder Ängstlichkeit des Säuglings können sich in den folgenden Jahren als Ungeschicklichkeit und Tollpatschigkeit zeigen. Wie deutlich sich diese Probleme auswirken können, hängt vor allem von den kompensatorischen Möglichkeiten ab, über die ein Kind verfügt, beispielsweise von seinem Verstand. Mit anderen Worten: die Möglichkeit zur Kompensation gewinnt es aus der guten, vielleicht sogar überdurchschnittlichen Entwicklung seiner nicht beeinträchtigten Fähigkeiten. Auch unter diesem Gesichtspunkt ist es ungünstig, wenn sich die elterliche Aufmerksamkeit auf ein einzelnes Problem konzentriert.

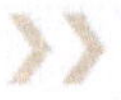

Eine mögliche Wahrnehmungsproblematik zu verstehen und zu akzeptieren, ist mit Sicherheit besser als ihre ständige, auf Korrektur zielende Betonung.
Es hilft und stärkt Kinder, wenn sie über genügend Selbstsicherheit, Selbstverantwortlichkeit und Eigenwahrnehmung verfügen und damit lernen, ihre Schwierigkeiten zu kompensieren und sich selbst nicht als mangelhaft zu empfinden.
Die Grundlage dafür erhalten sie durch liebevolle Zuwendung im ersten Lebensjahr, die ihnen klare Strukturen für den Alltag und für ihr Verhalten vorgibt.

Leseempfehlung

Jean Ayres: Bausteine der kindlichen Entwicklung, 3. Aufl., Springer, Berlin, Heidelberg, New York, Tokyo 1998
T. Berry Brazelton: Babys erstes Lebensjahr. Unterschiede in der geistigen und körperlichen Entwicklung. Deutscher Taschenbuch Verlag, München 1997
Anne G. Fisher u. a.: Sensorische Integrationstherapie. Springer, Berlin, Heidelberg, New York 1998
Thom Hartmann: Eine andere Art die Welt zu sehen. Das Aufmerksamkeit-Defizit-Syndrom. Schmidt-Römhild, Lübeck 1997
Elfriede Hengstenberg: Entfaltungen. Bilder und Schilderungen aus meiner Arbeit mit Kindern. Hrsg. Ute Strub. Arbor Verlag, Heidelberg 1991
Barbara Ohrt u. a.: Transitorisch neurologisch abnormes Verhalten im frühen Säuglingsalter. In: G. Gross-Selbeck (Hrsg): Aktuelle Neuropädiatrie. Ciba Geigy, Wehr 1995, S 317-327
Sabine Pauli, Andrea Kirsch: Was ist los mit meinem Kind?
Bewegungsauffälligkeiten und Wahrnehmungsstörungen bei Kindern. Ravensburger Buchverlag, Ravensburg 1996
Gisela Stemme, Doris v. Eickstedt: Die frühkindliche Bewegungsentwicklung. Vielfalt und Besonderheiten. Verlag Selbstbestimmtes Leben, Düsseldorf 1998
Märta Tikkanen: Aifos heißt Sofia. Leben mit einem besonderen Kind. Rowohlt, Hamburg 1983 (vergriffen)

3 Die gestörte Entwicklung

Die bleibende Retardierung

Im vorangegangenen Kapitel wurde von Kindern gesprochen, deren Entwicklungsverzögerungen sich mit der Zeit und unter günstigen Einflüssen weitgehend „auswachsen". Im folgenden werden dauerhafte Störungen thematisiert.

Es geht um Kinder, die in ihrer gesamten Entwicklung retardiert sind und sich, wenn auch langsamer, weiterentwickeln werden, aber dennoch mental beeinträchtigt bleiben.

Die entwicklungsgestörten Kinder sind im allgemeinen weder zu früh zur Welt gekommen, noch gab es Geburtskomplikationen. Sie sind nicht untergewichtig und haben keine angeborenen Fehlbildungen. Unmittelbar nach der Geburt fiel vielleicht auf, daß ihre Muskulatur etwas schlaff war und sie zögerlich tranken, vielleicht verlief auch die Geburt etwas langsam und stockend.

Oft ist kein eindeutiger Grund feststellbar, warum es diesen Kindern schwerfällt, Kontakt aufzunehmen, warum ihr Spiel sich nur schwach und ihre Motorik sich ausgesprochen langsam entwickeln.

Zwar gedeihen sie körperlich, aber sie verlassen während des ersten Jahres ihre sichere Rückenlage nicht und zeigen kaum

Interesse an Personen und Dingen; sie entwickeln sich in dieser normalerweise äußerst entwicklungsintensiven Zeit nur wenig.

Der verspätete Blickkontakt

In den ersten Wochen und auch Monaten erleben die Eltern einen Säugling, der sehr ruhig ist, viel schläft und wenig weint, als „pflegeleicht", besonders dann, wenn es bereits Geschwister gibt, die in diesem Alter besonders fordernd waren.

Die Sorgen der Eltern beginnen, wenn sie feststellen,
daß ihr Baby ihren Blick nicht sucht,
sich sogar abwendet,
weil es den Blickkontakt offenbar nicht aushält und
ihm möglicherweise die damit verbundene Forderung
nach Antwort zu viel ist.

Eher können solche Kinder die Zuwendung in der Form körperlicher Berührungen annehmen. Sie erwidern auch das nicht mit Blicken der Zufriedenheit, sondern mit kleinen Anzeichen von Entspannung oder auch Anspannung und Aufgeregtheit, oft nur für einen Moment und auch nur dann, wenn eine ihnen angenehme, nicht zu empfindliche Stelle des Körpers berührt wird.

Andere Säuglinge mit einer Retardierung
reagieren höchst empfindlich
auf Geräusche und Stimmen.

Zwar schauen sie nicht zur Geräuschquelle hin, man kann aber merken, daß sie innehalten und sich angesprochen fühlen. Solche Formen des Kontakts sind anfangs immer von extrem kurzer Dauer. Das Kind fühlt sich schnell überfordert, ja bedrängt und zieht sich zurück. Es zeigt sein abweisendes Verhalten, indem es an die weiße Wand guckt, seinen Blick nach innen wendet oder an seinen Händen lutscht.

Strömen mehrere Kontaktangebote auf den Säugling ein, können diese Anforderungen zu groß und zu vielfältig sein.

Es ist ungünstig und für ein solches Kind belastend, wenn es gleichzeitig angefaßt, angesprochen und visuell gereizt wird. Es kann lange Zeit dauern, bis es den Eltern oder anderen Menschen in die Augen schaut, den Blick erwidern kann. Anfangs läßt es den Blick vorbeischweifen, die Blicksequenzen sind äußerst kurz. Dieses Verhalten ist für Eltern sehr enttäuschend, es liegt jedoch nicht daran, daß solche Kinder ihre Mütter oder Väter nicht ansehen wollen, sondern daß sie den starken Reiz des Blickes einfach (noch) nicht ertragen. Dieses Verhalten ändert sich fast immer, irgendwann nehmen auch die Kinder mit einer erheblichen Entwicklungsretardierung Kontakt auf. Die Frage ist nur, wann, wie und wie lange.

Die Diagnostik, die im Fall einer allgemeinen Entwicklungsretardierung notwendig wird, ist umfangreich, da aufgrund der globalen Störung nach allen möglichen Ursachen gesucht werden muß.

Dazu gehören Stoffwechseluntersuchungen von Blut und Urin, ein EEG (Elektroencephalogramm) oder eine Computertomographie (CT), die helfen sollen, mögliche Anlagefehler im Gehirn herauszufinden. Hinzu kommen genetische Untersuchungen, um beispielsweise eine Chromosomenschädigung festzustellen oder auszuschließen. Trotz gezielter und genauer Untersuchungen läßt sich nur für zwei von drei solcher Kinder eine klare Diagnose stellen. Dennoch sind die Untersuchungen geboten, weil als Ursache eben auch Stoffwechselstörungen in Frage kommen, von denen einige behandelt werden können.

Motivation und Bewegungsentwicklung

Säuglinge mit einer Retardierung zeigen viele Monate, mitunter auch Jahre, kein Interesse an ihrer Umgebung.

Lange Zeit ignorieren sie neben ihnen liegende Gegenstände, besonders auch solche, die über ihnen hängen. Was sie interessiert, sind ihre Hände, genauer gesagt: zunächst eine Hand, erst sehr viel später beide Hände. Sie werden von Nahem und Weitem angeschaut, gedreht, zum Mund geführt, gegenseitig angefaßt, später aneinandergeklatscht – manchmal über Jahre. Erst ganz allmählich beginnen sie, sich für einen Gegenstand zu interessieren, der schon lange in ihrer Reichweite liegt. Sie streifen ihn erst mit dem Blick, nach und nach beginnen sie ihn kurz anzugucken, noch viel später, ihn zu betasten, zu erkunden, anzufassen und zum Mund zu führen.

Sie verlieren das Interesse immer wieder dann, wenn der Gegenstand nicht an der gleichen Stelle liegt oder sie in ihrer ohnehin schwierigen Konzentration gestört werden. Die Konzentration gelingt anfangs nur für winzige Momente und kann schon durch Blicke, Ansprache oder andere Geräusche abgelenkt und damit unterbrochen werden. Nach solchen Unterbrechungen braucht das Kind längere Zeit, um sich erneut zu sammeln.

Die Fähigkeit zur Aufmerksamkeit ist Voraussetzung für das Lernen und sollte bei geistig verlangsamten Kindern von den Erwachsenen besonders zurückhaltend und einfühlsam gefördert werden.

Wie alle anderen, nur eben sehr viel später und verhaltener, beginnen auch solche Kinder ihre Aktivitäten mit Schütteln, Drehen, Lutschen und – später – Klopfen. Sie halten die Hände oder einen Gegenstand nahe vor den Augen oder weiter weg. Alle diese Tätigkeiten werden sehr oft wiederholt, und wenn das Spielzeug aus der Hand fällt, ist das Spiel beendet. Ein retardiertes Kind sucht dann nicht nach dem Gegenstand, eher schon nimmt es wie gewohnt seine Hände und lutscht daran, bewegt sie vor seinen Augen. Manchmal gibt es einen Gegenstand, mit dem es über lange Zeit spielt, alle neu angebotenen Gegenstände ignoriert es. Irgendwann aber tritt ein neues Spielobjekt an diesen Platz. So einförmig das Verhalten erscheinen mag, so fühlt sich das Kind doch zufrieden und sicher. Durch das häufige, eintönig wirkende Wiederholen üben diese Kinder eine einzelne Fertigkeit so lange, bis sie am Ende – wie bei anderen Kindern – automatisiert ist, also sicher beherrscht wird.

Jeder neue Gegenstand, der anders funktioniert, kann eine Überforderung bedeuten und das Kind – anders als beabsichtigt – nicht stimulieren, sondern demotivieren. Es gibt seinen Plan auf und zieht sich zurück, verliert sich u. U. in Stereotypien, die hier nichts anderes als ein Zeichen für eine Überforderung bedeuten. Es kann sehr lange dauern, bis Anteilnahme und innerer Antrieb sich herausbilden.

Daneben gibt es Kinder, die wahllos nach allen Gegenständen greifen, sie wieder loslassen oder hinter sich werfen, ohne sie mit den Händen oder dem Mund zu erkunden. Sie vermeiden das Verwenden und Begreifen der Objekte aus denselben Gründen, aus denen Kinder mit ganz ähnlichen Problemen die angeboten Dinge erst gar nicht aufgreifen: sie fühlen sich von den angebotenen Spielgegenständen überfordert. Retardierte Kinder haben nur geringe Möglichkeiten, ihr Unbehagen zu kompensieren, so bleibt ihnen in der Regel nur der Weg zurück zum Gewohnten. Erkundungen, die verschiedene Sinne wie Sehen, Hören und Tasten erfordern, können nur so begonnen werden, daß jeweils nur ein Sinn daran beteiligt ist. Ähnlich ist es auch mit dem Essen: über lange Zeit bevorzugt das Kind ein und dieselbe Speise.

Die motorische Entwicklung ist nicht unbedingt von der emotionalen und kognitiven Entwicklung abhängig, und es gibt auch Kinder mit bleibenden Retardierungen, die keine gravierenden motorischen Probleme zeigen. Meistens jedoch verläuft die Bewegungsentwicklung dieser Kinder extrem langsam und zögerlich. Da die Muskulatur von Geburt an häufig sehr schlaff (hypoton) sein kann, gelingt es dem Kind nicht, die Spannungsleistungen und Energien aufzubringen, die für jede Bewegung – auch für kleinste Veränderungen von Lagen und Positionen – nötig sind, um die Schwerkraft zu überwinden. Da der eigene Antrieb schwach ist, interessiert sich das Kind nicht energisch genug für bestimmte Ziele und verspürt daher keinen ausreichenden Grund für besondere körperliche Anstrengungen. Die Ursache geht weder auf eine muskuläre Schwäche noch auf eine neurophysiologische Störung zurück, sondern auf eine geistige: Es fehlt dem Kind der Vorsatz oder die normalerweise angeborene Neugier, sich für seine Umgebung zu interessieren, und damit fehlt ihm die Motivation, nicht das Vermögen zur Bewegung.

Insgesamt aber ist die Prognose für die Bewegungsentwicklung der Kindern mit Entwicklungsretardierungen gut. Sie erlernen das Sitzen, Stehen und Gehen – wenn das auch Jahre dauern kann; deshalb geraten Eltern und auch Therapeuten leicht unter Druck, etwas zu tun, um das Kind aktiv zu fördern. Es liegt nahe zu glauben, daß mit einer Beschleunigung der Bewegungsentwicklung das Interesse und die Neugier des Kindes geweckt und ihm so ermöglicht werden könnte, auch geistige Erfahrungen nachzuholen. Das aber gelingt nicht, weil es Reize nur sehr langsam aufnehmen und verarbeiten kann. Werden ihm zwei Aufgaben gleichzeitig gestellt, so besteht die Gefahr sein Interesse zu verlieren.

Wird ein so empfindliches Kind gleichzeitig angesprochen, angefaßt und gedreht, verschließt es sich um des Selbstschutzes willen, versteift sich äußerlich und innerlich oder beginnt zu weinen.

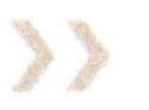

Auf der anderen Seite kann ein Kind mit Entwicklungsretardierung auch unterfordert werden.

Da seine Intention schwach ist, entwickelt es auch nur wenige oder nur kurz aufflackernde Ideen. Es braucht daher im richtigen Moment Anregung von außen, dann nämlich, wenn es eine Spur von Bereitschaft zeigt. Wird seine diffuse, wenig zielgerichtete Suche nach Aufmerksamkeit übersehen, zieht sich das Kind wieder zurück und seine Aktivität erlischt.

Um diese Momente der Bereitschaft und Zugänglichkeit zu erkennen, bedarf das Kind der genauen und regelmäßigen Beobachtung. Deshalb und nicht etwa, um Aktivitäten künstlich zu provozieren, sind regelmäßige, wöchentliche Therapiestunden sinnvoll.

Retardierte Kinder können die Geduld und Hoffnung ihrer Eltern leicht erschöpfen und sie in eine eher passive Rolle drängen. Umso wichtiger sind diese Stunden, um die Aktivität und den schwachen Willen des Kindes zu mobilisieren. Das gelingt dann, wenn diese Stunden und der Raum von einem Therapeuten gut vorbereitet sind und der Entwicklungssituation genau entsprechen. Hier lassen sich auch kleinste Variationen einer zunächst einförmigen und bereits bekannten Spieltätigkeit erkennen. Die im Therapieraum in Gegenwart der Eltern erprobten Aktivitäten des Kindes lassen sich in die häuslichen Umgebung übertragen und vertiefen. Dazu gehören selbstverständlich auch Pausen. Ins-gesamt muß neben der Überforderung vor allem die Unter-forderung vermieden werden. Gilt für die meisten Entwicklungsprobleme, daß die gut gemeinten, oft therapeutisch angelegten Interventionen der Erwachsenen die Eigeninitiative des Kindes stören und hemmen, so muß für retardierte Kinder ausdrücklich betont werden, daß sie sehr direkte Anregungen brauchen, um ein gewisses Maß an Wollen und Willen aufzubauen.

Es geht darum, die eigene Initiative, die schwachen Interessen des Kindes zu wecken.

Das beginnt zunächst mit einem Objekt, nach geraumer Zeit mit zwei bis drei ausgewählten Spielgegenständen, die so nahe an das Kind herangelegt werden, daß es schon mit einer kleinen Bewegung den Kontakt zu einem der Objekte herstellen und zum Erfolg gelangen kann. Eine bestimmte Anordnung erlaubt eine Auswahl, fordert eine Entscheidung des Kindes heraus. Deshalb werden die Spielgegenstände immer wieder um das Kind herum arrangiert und in der Anordnung nicht wesentlich verändert. Neben einfachen Gegenständen werden auch „aktivere" Spielobjekte, die schon bei geringstem Kontakt Geräusche auslösen, angeboten, vorausgesetzt das Kind erschrickt dadurch nicht. Es können beispielsweise Kastanien angeboten werden, die schon bei einer geringen, vielleicht auch zufälligen Handbewegung geräuschvoll über den Boden rollen. Der Therapeut und zu Hause die Eltern bringen die Dinge immer wieder zurück in die Ausgangslage, so daß das Kind von Neuem beginnen kann.

Wohlgemerkt geht es in dieser Phase gezielter Anregung nicht um aktives Greifen, sondern um noch zufällige, mit der Zeit zielgerichtete Bewegungen: zunächst also darum, Spieltätigkeiten zu erfinden, bei denen schon ein geringfügiges Tun ein gut sichtbares oder hörbares Ergebnis hervorruft. Das Ziel besteht darin, daß das Kind schon durch winzige Handlungen eine Ahnung von seinem Wirken erfährt und nach einer Wiederholung verlangt. In dem Augenblick, in dem das Kind beginnt, sich deutlicher für seine Umgebung zu interessieren, sind Anregungen erforderlich, die mehr Eigenaktivität erfordern. Das heißt, daß die Spielobjekte variiert, etwas weiter weggelegt werden können und es nicht mehr immer dieselben sein müssen. Gleichwohl braucht das Kind weiterhin die bekannte Umgebung seiner Spielecke, weil es in einer für ihn unbekannten Umgebung bereits sichere, erprobte Spieltätigkeiten wieder aufgeben würde.

Bei Kindern mit einer bleibenden Retardierung zielt die Therapie nicht in erster Linie auf das Training der Bewegung, sondern auf die Stärkung der Initiative.

Sensorische und motorische Angebote erfährt das Kind bei der Pflege: beim Wickeln, An- und Ausziehen und beim Baden; nach Möglichkeit erfolgen diese Tätigkeiten sehr langsam und für das Kind überschaubar. Durch das Aufeinanderfolgen von Tätigkeiten erlebt das Kind eine Orientierung, die ihn in der Selbstwahrnehmung unterstützt und ihm mit der Zeit erlaubt, sich seinen Körper vorzustellen.

Kinder mit einer bleibenden Retardierung brauchen Wiederholungen der gleichen Tätigkeit, um sich Erfahrungen wirklich einzuprägen. Dann erst können sie etwas Neues ausprobieren. Es fällt ihnen äußerst schwer, Erfahrungen zu generalisieren und auf andere Lebenssituationen zu übertragen.

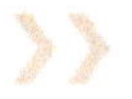

Eine Erfahrung, die sie bereits gemacht haben, kann daher nur auf die gleiche Weise und am selben Ort wiederholt werden. Das heißt, beispielsweise, daß sie einen ihnen bekannten Platz zum Spielen brauchen und jeweils die gleichen Spielgegenstände.

Retardierte Kinder sind für Eltern eine erhebliche Herausforderung.

Diese Kinder sind sehr viel empfindlicher als andere; sowohl durch Überforderung als auch durch Unterforderung erleben sie fast immer Mißerfolge. Sie sind einerseits zu langsam, um vielfältige Erfahrungen zu sammeln, andererseits fehlt ihnen die Unternehmungslust, die ihnen zu Anregungen und neuen selbstgestellten Aufaben verhelfen könnte.

So geraten sie leicht in einen Zustand der Hilflosigkeit und der Selbstblockade. Deshalb ist es so wichtig, ihre Emotionalität zu unterstützen und zu stärken, für ihre Langsamkeit Verständnis zu haben und sich mit ihnen über noch so kleine Erfolge zu freuen.

Leseempfehlungen

Nancy B. Miller: Mein Kind ist fast ganz normal. Leben mit einem behinderten oder verhaltensauffälligen Kind: Wie Familien gemeinsam den Alltag meistern lernen. Thieme, Stuttgart 1997

Dietmut Niedecken: Namenlos. Geistig Behinderte verstehen. Piper, München 1989

Emmi Pikler u. a. : Miteinander vertraut werden. Erfahrungen und Gedanken zur Pflege von Säuglingen und Kleinkindern. Arbor, Freiamt 1994

Dieter Schulz: Frühförderung in der Heilpädagogik. Erfahrungen mit der Betreuung seelenpflegebedürftiger Kleinkinder. Eine Einführung für Eltern. Verlag Freies Geistesleben, Stuttgart 1991

Necha Zupnik: Janina ist nicht wie die anderen. Ein Kind mit Handikaps. Fischer, Frankfurt a. M. 1992

Down-Syndrom

Ursachen

Die Diagnose „Trisomie 21" oder „Down-Syndrom" wird in aller Regel schon kurz nach der Geburt gestellt. So erfahren die Eltern bereits sehr früh, daß ihr Kind behindert sein wird. Mehr als mit jeder anderen Entwicklungsstörung verbinden sie damit sofort konkrete Bilder von Menschen mit einem Down-Syndrom im Bekannten- und Freundeskreis, vielleicht auch aus der eigenen Jugend. So real sie sein mögen, so haben diese Vorstellungen nur wenig mit dem Baby zu tun, das gerade geborenen worden ist – und dennoch beeinflussen sie die Beziehung zu dem Neugeborenen unmittelbar.

Die Art, in der die Diagnose mitgeteilt wird, trägt entscheidend zur Überwindung der ersten Erschrockenheit oder zumindest Hilflosigkeit bei.
„Sofort stellte sich mir die Frage", berichtete eine Mutter, „wie sage ich es meinen anderen Kindern? Wie werden wohl Verwandte, Freunde und alle anderen darauf reagieren?" Die Antwort, die die Mutter von einer Krankenschwester auf der Station bekam, empfand sie als außerordentlich hilfreich: „So wie Sie und Ihr Mann mit dieser Behinderung umgehen, so wie Sie sie als etwas Selbstverständliches ansehen, so wird es auch für Ihre Kinder selbstverständlich sein." Und so war es auch, berichtete die Mutter, „Nicht nur für unsere Kinder, für unseren ganzen Freundes- und Bekanntenkreis gehört unsere Tochter einfach dazu, und zwar mit ihrer Behinderung." Eine andere Mutter sagt, daß ihr Sohn heute „ein Kind mit vielen individuellen Eigenschaften" sei, davon hingen „einige auch mit seinem Down-Syndrom zusammen". Die ersten Wochen aber erlebte sie sehr viel weniger optimistisch: „Als mein Kind geboren wurde, war es für mich ein Fremder. Ich wußte nur, daß es ein Down-Syndrom hat, ich traute mich nicht, es anzufassen, auch nicht, es anzugucken."

Die Vorsorgeuntersuchungen während der Schwangerschaft vermitteln heute zunehmend Sicherheit.
Dabei können neben der Spina bifida auch einige genetische Schädigungen wie eben Trisomie 21 (Down-Syndrom) festgestellt werden. Solche Untersuchungen werden vom Arzt empfohlen, wenn die Mutter über 35 Jahre alt ist. Wird dabei eine Trisomie 21 erkannt, so stehen die Eltern vor der Frage einer medizinisch indizierten Abtreibung. Nicht wenige Mütter lehnen eine solche Untersuchung ab. Sei es aus Angst vor dem diagnostischen Eingriff selbst, der, wie jeder Eingriff, auch ein gewisses Risiko birgt, oder aus moralischen und religiösen Erwägungen. Manche Mütter, die in eine solche Konfliktsituation geraten, entscheiden sich auch bewußt dafür, das Kind trotz des Ergebnisses der Vorsorgeuntersuchung auszutragen.

Als Beispiel sei eine Frau angeführt, die Zwillinge erwartete. Da sie bereits über 35 Jahre alt war, wollte sie eine Fruchtwasseruntersuchung (Amniozentese) vornehmen lassen. Schließlich entschied sie sich aber dagegen, nachdem sie ihr Arzt über das dabei vorhandene Risiko einer Fehlgeburt und vor allem darüber aufgeklärt hatte, daß selbst beim Nachweis einer Schädigung unklar bliebe, welcher der beiden Föten davon betroffen sei. Bei der Geburt zeigte sich dann, daß eines der beiden Kinder Trisomie 21 und eine dabei gelegentlich auftretende Herzfehlbildung hatte, das andere war gesund. Die Mutter steht zu ihrer Entscheidung und ist froh, daß sie sich gegen die Untersuchung entschieden hat.

Ob mit Vorsorgeuntersuchungen oder auch ohne – es werden viele Kinder mit Down-Syndrom geboren.

Ausgesprochen oder unausgesprochen hat aber die Frage oder wenigstens der fragende Blick zugenommen, der besagt, ob ein Mensch mit dieser Behinderung hätte zur Welt kommen müssen. So können die Fortschritte der „Vorsorge"-Medizin das Leben behinderter Kinder und ihrer Eltern spürbar erschweren. Insbesondere Mütter belastet nicht selten die Frage nach ihrer möglichen Schuld, daß sie das Kind am Leben ließen. Das gilt besonders für Frauen, die das Kind erst in relativ späten Jahren bekommen haben und darin die Ursache für die Behinderung sehen. Tatsächlich aber sind die Eltern von Kindern mit Down-Syndrom oft auch ausgesprochen jung.

Die Ursache des Down-Syndroms ist eine chromosomale Schädigung, die 1866 von dem englischen Kinderarzt John Langdon Down zum ersten Mal als eigenständige Form einer Behinderung beschrieben wurde.

Wegen der besonderen runden Gesichtsform, der Stellung von Augen und Lidern nannte er sie „Mongolismus". Fast 100 Jahre später, 1959, entdeckte der französische Forscher Jérome Lejeune die eigentliche Ursache des Syndroms: ein zusätzliches Chromosom in jeder Zelle – 47 statt der üblichen 46. Statt wie üblich doppelt ist das Chromosom mit der Nr. 21 dreimal angelegt, so entstand die moderne medizinische Bezeichnung Trisomie 21.

Alle Kinder mit Down-Syndrom sind geistig behindert, allerdings kann der Grad dieser Beeinträchtigung sehr unterschiedlich sein. Daneben leiden sie unter bestimmten gesundheitlichen Problemen: Etwa 40 Prozent der Kinder mit Down-Syndrom haben einen angeborenen Herzfehler, etwa 12 Prozent Störungen des Magen-Darm-Trakts oder des Stoffwechsels. Darüber hinaus kommt es infolge der Trisomie 21 überdurchschnittlich oft zu Beeinträchtigungen des Hörens und Sehens. Es wird gesagt, daß Kinder mit Down-Syndrom häufiger an Atemwegserkrankungen leiden.

Anregung und Eigeninitiative

Zunächst ist es wichtig, einen Kinderarzt zu finden, der, neben den häufig notwendigen Spezialisten, die medizinische Grundversorgung übernimmt. Regelmäßige und sorgfältige Untersuchungen von Herz und Atmungsorganen sind am Anfang von vitaler Bedeutung, später vor allem Untersuchungen der Funktionsfähigkeit von Augen und Ohren. Da gerade die Sinnesorgane oft nur eingeschränkt aufnahmefähig sind, kommt es darauf an, sie ggf. mit einer Brille oder einer Hörhilfe früh zu unterstützen. Schließlich ist die Aufnahme von optischen und akustischen Informationen eine Grundvoraussetzung des Lernens überhaupt.

Bei all diesen medizinischen Notwendigkeiten kommt es sehr darauf an, daß sie zu Hause Ruhe finden.

Das ist oft nicht leicht, da möglicherweise mehrere Untersuchungstermine anstehen. Doch hat das Neugeborene Bedürfnisse wie jedes andere auch: es will anfangs viel schlafen, gerne auf den Arm genommen, gestreichelt, gestillt und gepflegt werden. Es freut sich, wenn es bekannte

Geräusche hört, das sind besonders die Stimmen der Eltern. Unter Umständen hat ein solches Kind ein größeres Schlafbedürfnis, braucht mehr Zeit, bis es seine Mahlzeit eingenommen hat – besonders dann, wenn es ein unterdurchschnittliches Gewicht oder gesundheitliche Probleme hat. Wie andere Babys auch, liebt es das Umherschauen in Rückenlage, das Gesicht der Mutter oder auch einzelne Gegenstände zu fixieren, zu strampeln, sich zu räkeln und, wenn auch etwas später, Laute von sich zu geben.

Für Eltern, die gerade ein Kind mit Down-Syndrom bekommen haben, ist es manchmal nicht leicht, die Gefühle des Babys spontan zu erwidern – es in Ruhe zu betrachten, dem Anschauen standzuhalten oder seinen Blick zu suchen.

Und doch ist dieses sich Aneinanderfreuen und das gegenseitige Kennenlernen für jedes Neugeborene wichtig.

Das geschieht besonders bei der Pflege, beim Wickeln, Baden, An- und Auskleiden. Der Säugling gewinnt durch die Stimme der Eltern und ihre ruhigen Hände Vertrauen und Orientierung. Schon in den ersten Wochen kann sein Mitwirken bei der körperlichen Pflege ermöglicht werden, so daß er schon früh ein Gefühl von Wahrgenommenwerden und Kompetent-sein erfahren kann.

Die größte Sorge der Eltern gilt den zukünftigen Entwicklungsmöglichkeiten und Chancen:
Wie wird sich ihr Kind motorisch entwickeln?
Wird es sprechen lernen und wenn ja, wann?
Werden die geistigen Voraussetzungen ausreichen, damit es später in die Schule gehen, einmal von seinen Eltern unabhängig leben kann?

Die Eltern eines Säuglings mit Down-Syndrom sorgen sich zunächst um die oft schlaffe (hypotone) Muskulatur ihres Kindes. Sie fragen sich, ob die Bewegungsentwicklung deshalb langsamer oder abweichend verläuft, und ob das auch ein zusätzliches Zurückbleiben der geistigen Entwicklung zur Folge haben könnte. Hinter diesen Fragen steht die Annahme, ihr Baby würde mehr lernen, wenn es die Stadien der üblichen Bewegungsentwicklung rechtzeitig durchliefe. Dem kommt auch die von Therapeuten und Ärzten vertretene Meinung entgegen, daß ein sitzendes Kind mehr von seiner Umwelt wahrnehmen, besser spielen und somit leichter und mehr lernen könne, als ein am Boden liegendes Kind.

Deshalb werden Kinder mit Down-Syndrom häufig vorzeitig aufgesetzt und bekommen im ersten Lebensjahr eine krankengymnastische Behandlung. Ziel ist es, die hypotone Muskulatur zu aktivieren und die motorische Entwicklung zu fördern, manchmal sogar zu beschleunigen, um den Rückstand der Bewegungsentwicklung möglichst gering zu halten. Die Eltern bekommen von Therapeuten gezeigt, wie sie ihr Baby tragen und handhaben können – und manchmal noch einige Übungen dazu. Sie sind im allgemeinen im ersten Lebensjahr mit diesem Angebot zufrieden und freuen sich über die Fortschritte ihres Kindes. Alle diese Maßnahmen schaden nicht unbedingt, sind jedoch nicht notwendig, da sich die motorischen Entwicklungsfortschritte in einer günstigen Umgebung auch von selbst einstellen.

Auch wenn die Bewegungsabläufe bis zum Gehen genetisch vorausbestimmt angelegt sind, so verläuft die motorische Entwicklung einzelner Kinder mit Down-Syndrom doch recht unterschiedlich, sowohl im Hinblick auf die zeitliche Abfolge als auch auf die Bewegungsqualität.

Jedoch hilft es ihnen nicht, wenn Erwachsene oder Therapeuten mit ihnen Positionen und Bewegungsabläufe üben, beispielsweise den Knie-Hände-Stütz, das Sitzen und das Gehen. Solange das Kind sie noch nicht von selbst, aus eigener Initiative ausprobiert und erreicht hat, werden sie ihm nichts nützen. Dasselbe gilt für Angebote zur Kräftigung der Muskulatur. Auch sie entwickelt sich, so schwach sie zunächst sein mag, aus der selbst gewollten Bewegung; das Interesse und der eigene Wunsch, z. B. einen bestimmten Gegenstand zu erreichen, sind eine intensivere Motivierung als jedes künstliche Angebot. Erst die Neugier und die Lust sich zu bewegen, veranlassen und ermutigen den Säugling, die Bewegungen zu wiederholen und zu variieren, die nötig sind um das Vorhaben, das er sich in den Kopf gesetzt hat, in die Tat umzusetzen.

» **Die anfängliche Rückenlage ist auch für den Säugling mit Down-Syndrom die sicherste Position, aus der heraus er Kopf, Arme und Beine frei bewegen kann. Dagegen ist die Bauchlage für ihn besonders schädlich.**

Um den Kopf abzuheben, muß er die Halswirbelsäule besonders stark abknicken, weil seine Muskulatur noch zu schwach ist. Infolgedessen wird seine Atmung oberflächlicher, der Mund ist dabei meist geöffnet, und er ermüdet rasch. Arme und Beine können in dieser Lage nur begrenzt bewegt und die Bauchmuskeln aktiviert werden. Wenn der Säugling selbständig gelernt hat, sich zunächst auf die Seite und später in die Bauchlage zu drehen, dann ist er auch schon fähig, den Kopf sicher abzuheben und sich mit den Armen gut abzustützen. Wenn er müde ist, kann er sich in diesem Entwicklungsstadium ohne Hilfe wieder zurückdrehen.

Die Muskulatur der Beine beginnt sich bei einem Kind mit Down-Syndrom oft nur langsam zu kräftigen.

Beim anfänglichen Stehen, kann es sein, daß das Kind wegen der noch schwachen Muskulatur mit steifen Beinen, nach hinten gedrückten Knien auf den Innenkanten der stark nach außen gedrehten Füße steht. Das ist ein beunruhigender Anblick und es kann mehr als vier Jahre dauern, bis sich die Füße aufgerichtet und die Knie ihre Streckhaltung aufgegeben haben.

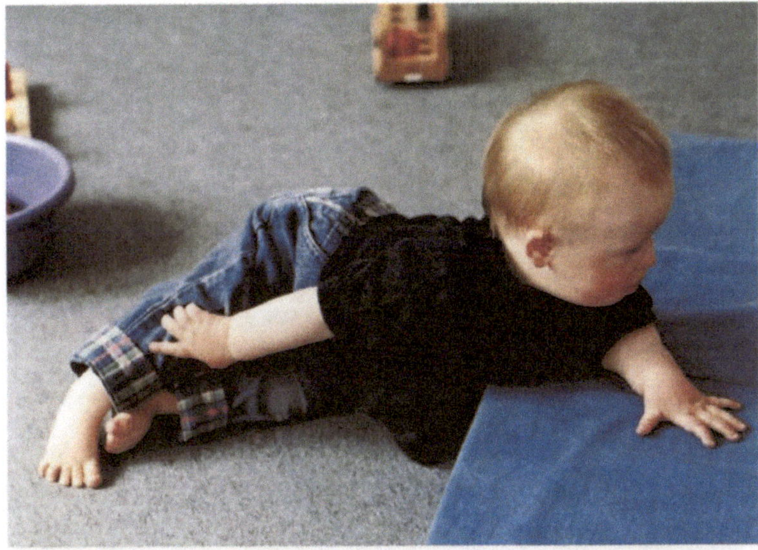

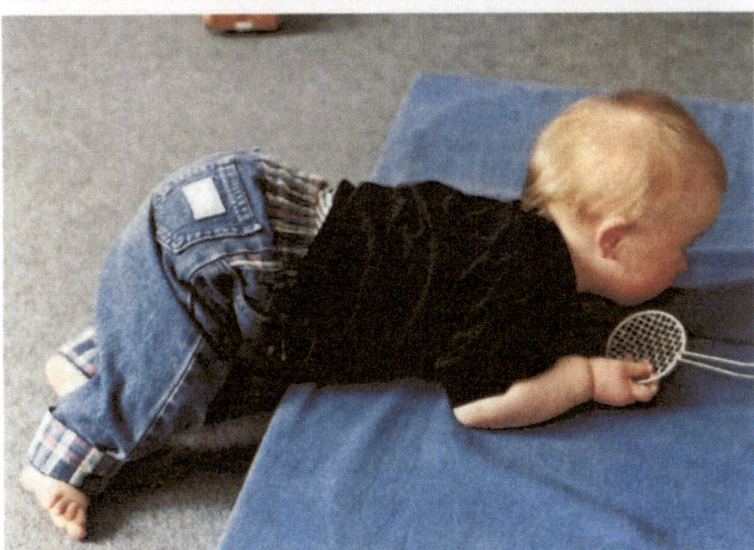

Abb. 26 bis 30. Max ist zwölf Monate alt und mit einem Down-Syndrom geboren worden. Die Abbildungen zeigen, wie er selbständig und aus eigener Initiative ein Hindernis überwindet. Die Erfahrung, das Ausprobieren und Trainieren seiner motorischen Möglichkeiten kann ihm keine manuelle Hilfestellung ersetzen

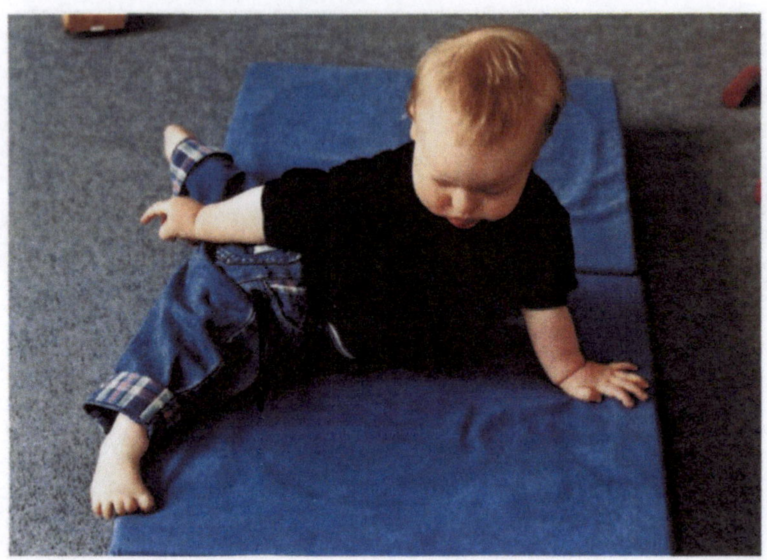

Abb. 28

Das Stehen und Gehen darf auf keinen Fall forciert werden. Vielmehr sollte in diesem Abschnitt der Entwicklung der Bewegung am Boden und dem Klettern unbedingt Raum und Gelegenheit gegeben werden, um die Knie- und Fußgelenke nicht durch eine vorzeitige Belastung zu strapazieren.

Das ist auch deshalb wichtig, weil eine Bewegung nur so gut ist, wie ihre Sicherheit und die Flüssigkeit der Bewegungsübergänge. Genau das aber kann durch eine Forcierung der Entwicklung, die nicht dem inneren Plan des Kindes entspricht, dauerhaft gefährdet werden.

Das gilt auch schon vor der Aufrichtung zum Stehen für das Sitzen.

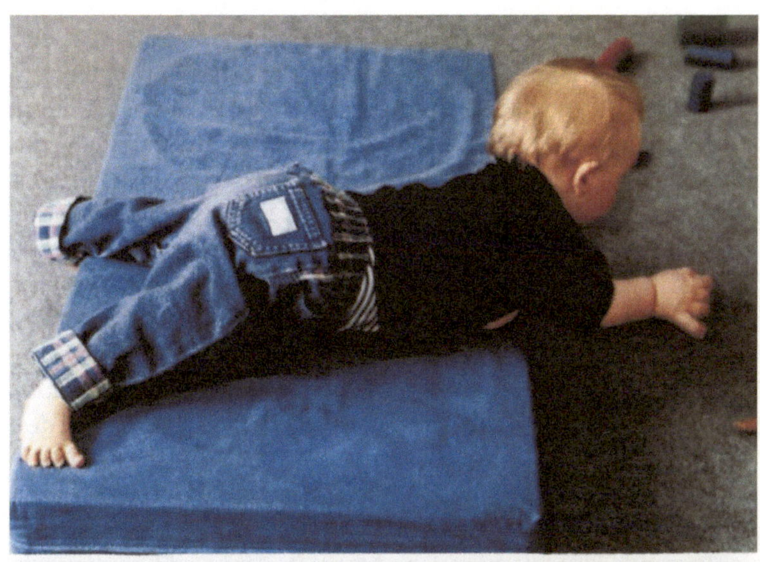

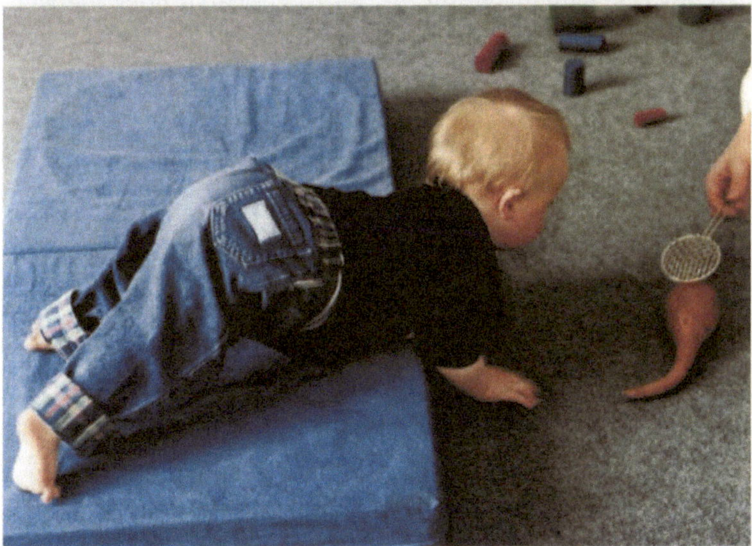

Abb. 29 und 30

Ein Kind mit Down-Syndrom, das von Erwachsenen aufgesetzt wird, kann sich vielleicht selbständig in dieser Position halten, aber nicht in eine andere gelangen. Es fühlt sich unfrei, ja gefangen, kann sich auch nicht hinlegen und ausruhen, wenn es müde ist. Da es sich den Weg vom Liegen zum Sitzen nicht selbst erarbeitet hat, kennt es den Rückweg nicht; so ist ihm die Möglichkeit genommen, falls es nicht mehr sitzen möchte, liegend weiterzuspielen. Es wird in dieser künstlichen, fremdbestimmten, ihm nicht eigenen Position abhängig vom Erwachsenen, der es schließlich aufgrund von Unmutsäußerungen „befreien" muß. Es besteht die Gefahr einer ausgeprägten Haltungsschwäche, aus der eine Deformierung der Wirbelsäule folgen kann.

Wenn ein Kind mit einem Down-Syndrom beginnt, sich aus eigenem Wunsch heraus aufzusetzen, kann es sein, daß es sich aus der Bauchlage mit gestreckten Armen über die weit gegrätschten Beine nach hinten zum Sitzen schiebt. Das mutet fremd und ungewöhnlich an, kommt aber häufig vor und liegt an der hypotonen Muskulatur und den hypermobilen Hüftgelenken. Die dann folgende Fortbewegung geschieht nicht selten im Sitzen, also auf dem Po rutschend.

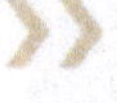

Da beim „Shuffeln", wie diese Art der Bewegung in der Fachsprache genannt wird, die Beine kaum aktiviert werden, kann es ratsam sein, das räumliche Umfeld mit kleinen Hindernissen, wie festen Polstern oder Holzquadern (20x50x50 cm) zu versehen, damit das Kind angeregt wird, von der Sitzposition zum Krabbeln überzugehen (s. Abb. 26–32).

Die Veränderung der räumlichen Umgebung stellt das Kind zwar vor bestimmte Bewegungsaufgaben und regt es an, aber sie wahrt das Prinzip der Eigeninitiative. Der Vorteil dieses selbstbestimmten Entwicklungsganges liegt darin, daß es, anders als im Fall manipulativer Hilfe, die einmal erreichte Position auch wieder aus eigener Kraft und mit den bereits

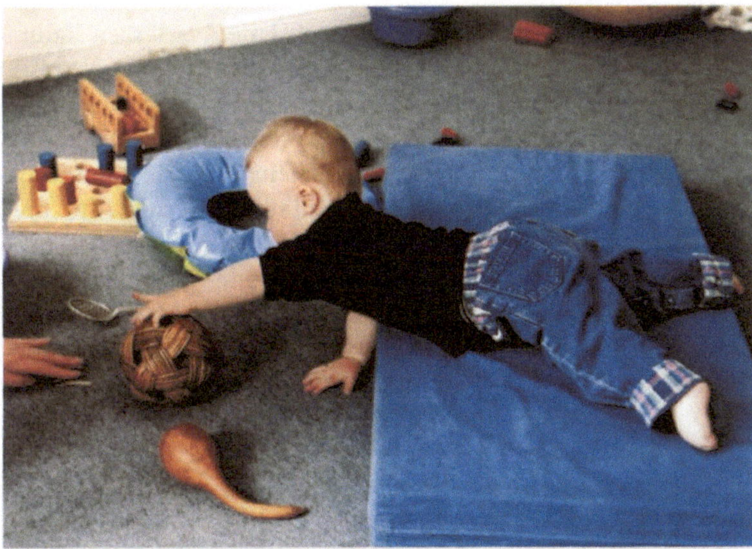

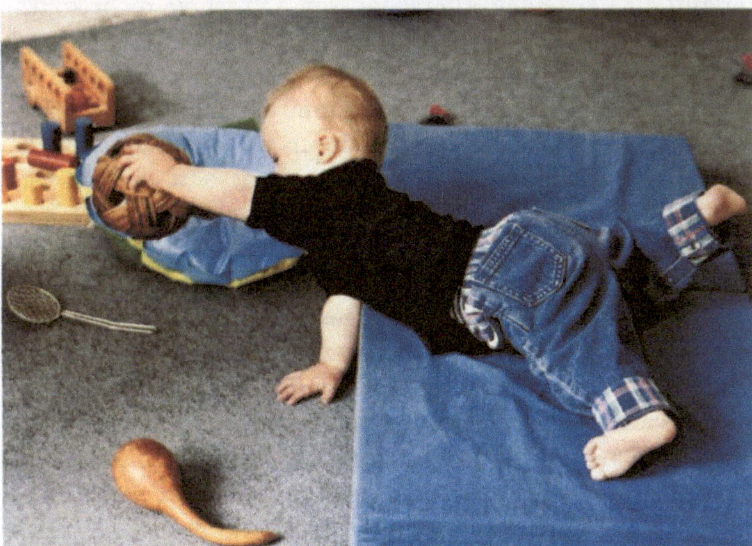

Abb. 31 und 32. Nachdem Max den Schaumstoffblock erklettert hat, interessiert er sich für den Ball. Um ihn zu erreichen, muß er infolge seiner durch das Down-Syndrom noch schwachen Muskulatur seine ganze Körper-spannung vom linken Fuß bis zur linken Hand einsetzen und sich mit der rechten Hand abstützen, um das Gleichgewicht zu halten

erlernten und erprobten Bewegungsabläufen verlassen kann. Eine Beschleunigung durch die Vorwegnahme von nicht selbständig erreichten Lagen, Positionen und Fortbewegungsarten, vermindert die Eigenaktivität. Sie verringert die Möglichkeiten des Ausprobierens und Lernens, also die Spannung zwischen Versuch, Irrtum und schließlich Erfolg, die die Grundlage aller Erfahrung ist. Es kommt nicht darauf an, wie rasch das Kind den nächsten Schritt in seiner Bewegungsentwicklung erreicht, sondern wie harmonisch, fließend und ökonomisch es sich bewegt und mit welcher Sicherheit es die neue Fähigkeit im freien Spiel benutzt. Nicht der Zeitpunkt, sondern die Qualität sind für das Wohlbehagen und die Persönlichkeitsentwicklung des Kindes entscheidend.

Dabei ist immer zu berücksichtigen, daß die Bewegungsentwicklung bei einem Kind mit Down-Syndrom viel langsamer verläuft als bei seinen Altersgenossen. Oft ist sie nicht kontinuierlich, einzelne Abläufe wirken zunächst tapsig und ungeschickt. Prinzipiell aber verläuft sie normal, insofern ist das sogenannte genetische Programm der motorischen Entwicklung bis zum freien Gehen durch die Trisomie 21 nicht verändert. Das Kind wird sich mit Sicherheit drehen, das Robben, Bauchkriechen (mit Beteiligung der Beine), den Bärengang, Krabbeln auf Knien und Händen, den Kniegang und das Klettern lernen, es wird sich aufsetzen, später aufstehen und gehen können. Die Phasen der einzelnen motorischen Entwicklungsschritte dauern nur länger. Die Abstimmung von Groß- und Feinmotorik verläuft langsamer, ebenso die Entwicklung von Übergangsbewegungen, von einer Position in die andere. Vergleichsweise spät wird das Kind mit Down-Syndrom flüssig rennen und springen. Oft normalisieren sich die Disharmonien im Bewegungsfluß erst im Schulalter.

Entwicklungsfragen

Bei jedem entwicklungsverzögerten oder -gestörten Kind steht die Bewegungsentwicklung während der ersten Monate als augenfälligstes Problem im Vordergrund.
Bei Kindern mit Down-Syndrom ist die Sorge darüber unbegründet, denn sie werden sich motorisch entwickeln, nur langsamer.

Viel wichtiger ist für das Kind die regelmäßige, liebevolle und verständige Ansprache. Gerade von den Eltern läßt sich die geistige Entwicklung besonders wirksam beeinflussen. Die geistige Verlangsamung des Kindes birgt nämlich die Gefahr in sich, daß sich der Säugling zurückzieht und seine Eigeninititative rasch verliert.

Dieses Problem, das sich im Spiel wie in der Sprachentwicklung zeigt, muß von den Eltern im Alltag mit zurückhaltender, nicht überfordernder Aufmerksamkeit begleitet werden. Die verlangsamte Bewegungsentwicklung gleicht sich im Lauf der ersten Lebensjahre bei entsprechend vorbereiteter Umgebung von selbst aus, das gilt jedoch nicht für die geistige Entwicklung. Anders als die motorische bedarf sie der besonderen Beachtung, einer aufmerksam beobachtenden, anregenden, aber nicht überfordernden Stimulierung. Das muß, sonst ist es nicht wirksam, im Alltag stattfinden, der durch keine noch so gute Therapiestunde ersetzt werden kann (vgl. auch S. 8).

Da Kommunikation keine einseitige Angelegenheit ist, kommt es darauf an, daß die Eltern die Zeichen, Gesten und Töne ihres Kindes frühzeitig zu deuten und zu beantworten wissen.

Das heißt nicht, das neugeborene, in seiner gesamten Entwicklung verlangsamte Kind mit Reizen zu überfluten, es bedarf vielmehr der sorgsamen Beobachtung. Es kommt darauf an, die Neugier zu wecken und zu erhalten, das Interesse des Kindes an bestimmten Gegenständen zu erkennen, ebenso wie seine vitalen Bedürfnisse zu befriedigen, also Trinken, Ausruhen oder Schlafen und für sein allgemeines Wohlbefinden zu sorgen. Diese Form der Interaktion zeigt dem Neugeborenen, daß sich seine Initiativen lohnen und seine Äußerungen verstanden werden. Mögen die Zeichen der Antwort in den ersten Lebensmonaten noch so schwach, langsam und verzögert bleiben, so ist der frühe Beginn dieses geduldigen und einfühlsamen Dialogs doch die wichtigste Voraussetzung für weiteres Lernen.

Sprechen lernen ist für die Entwicklung des Gehirns eine der schwierigsten und komplexesten Anforderungen.

Während für die Bewegungsentwicklung frühzeitig eine relativ sichere Prognose gegeben werden kann, ist das für die Sprachentwicklung nicht möglich. Sie beginnt mit den ersten Lauten und Gesten gleich nach der Geburt. Die Eltern reagieren darauf mit Worten und Gesten.

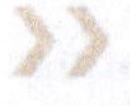

Da die meisten Kinder mit Down-Syndrom visuelle Eindrücke leichter aufzunehmen scheinen und sich besser merken als akustische, sind für sie wiedererkennbare Gesten besonders wichtig.

Später, wenn das Kind mehr Aufmerksamkeit und Verständigungsinteresse zeigt, unterstützen Gebärden die lautsprachliche Entwicklung.[4] Das Kind lernt, sich mit Gebärden zu äußern und wird verstanden, bevor es selbst sprechen lernt.

4 Zur Unterstützung mit lautsprachbegleitenden Gebärden: Cornelia Deckenbach, Zur Bedeutung von lautsprachbegleitenden Gebärden im Spracherwerbsprozeß bei Kindern mit Down-Syndrom. In: Das kleine Kind mit Down-Syndrom. Hrsg.: Pikler Gesellschaft Berlin e. V., Grunewaldstraße 82, D-10823 Berlin (1998).

Wie das Kommunizieren und später das Sprechen muß auch das Spiel besonders begleitet werden, weil das Kind sonst leicht das innere Gleichgewicht verliert und sowohl in eine Initiativlosigkeit als auch in eine Erwartungshaltung gegenüber den Erwachsenen abgleitet.

Diese Gefahr ist eine spezielle Folge des Down-Syndroms und anderer Formen geistiger Behinderung. Die Spielentwicklung verläuft ebenso wie die Bewegungsentwicklung deutlich langsamer und bestimmte Phasen oft wiederholend, prinzipiell aber folgt sie im Säuglingsalter der Entwicklung nicht beeinträchtigter Kinder. Sie beginnt mit dem Betasten und Untersuchen, dem Zum-Mund-Führen und Aneinanderklopfen von Gegenständen; es folgt das Ausleeren von Gefäßen, das Ein- und Ausräumen und dann das Ineinanderstellen und Stapeln und Sammmeln von Spielobjekten.

Wichtig ist eine sorgsame Auswahl der Gegenstände, sie müssen der muskulären und der momentanen geistigen Entwicklung des Kindes entsprechen.

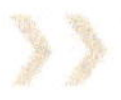

Die Eltern sollten versuchen herauszufinden, für welche Gegenstände sich ihr Kind interessiert, ob deren Beschaffenheit und Gewicht dem Entwicklungsstand entspricht und seine Fähigkeiten zum Hantieren nicht überfordert, und aus welcher Position heraus es sein Ziel am leichtesten erreichen kann.

Im Vordergrund steht immer, daß der Säugling sein spielerisches Interesse verwirklicht und so eine positive Lernerfahrung macht.

Die Bewegungsentwicklung kann langsam, aber nicht immer kontinuierlich verlaufen, d. h. daß der Säugling sich aufzusetzen versucht, bevor er krabbelt. Ähnliches geschieht in der Spielentwicklung: Sie kann ebenfalls langsam verlaufen, baut sich aber Stufe für Stufe auf, sollte eine übersprungen werden, wird sie nachgeholt.

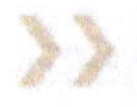

Ein Säugling kann nicht selbständig Türme bauen, wenn er noch nicht in der Lage ist, einen Gegenstand in einen anderen hineinzustecken.

Auch wenn man das Türmebauen mit ihm üben würde, fehlen ihm dazu die wichtigen Vorstufen. Je größer die Diskrepanz zwischen Alter, Interesse und Fähigkeiten, um so schwieriger wird die Anpassung an die Umwelt. Das Kind spürt diese Lücke zwischen Fähigkeit und Erwartung und wird das auf seine Weise kompensieren, indem es sich entweder in Teilnahmslosigkeit zurückzieht oder seinen Ärger und seine Hilfslosikeit in agressiven und oft auch destruktivem Verhalten deutlich macht.

Die sorgsame und beobachtende Unterstützung der Spieltätigkeit, die immer dem Willen des Kindes und nicht einem Förderplan folgen muß, kann das verhindern. Dazu gehört es, die Umgebung dem Entwicklungsniveau entsprechend so zu gestalten, daß die Stimulation zum Spielen allein von den Gegenständen ausgeht.[5]

Da die Intention der meisten Säuglinge mit Down-Syndrom, selbständig zu spielen, sehr viel schwächer ist als ihr Drang zur sozialen Kontaktaufnahme mit Erwachsenen, geschieht es häufig, daß sie den Blickkontakt und auch die Interaktion mit dem Erwachsenen dem Spiel vorziehen. Überzeugt von der Bedeutung der Kommunikation, geht der Erwachsene gerne darauf ein, und der Säugling nutzt jede Gelegenheit, die Aufmerksamkeit auf sich zu lenken. Die eigenen Hände, das Tuch oder ein anderer Gegenstand sind gemessen daran nicht so interessant, und weil der Erwachsene annimmt, daß sich der Säugling langweilt, beginnt er sich noch mehr mit ihm zu beschäftigen, spielt mit ihm, nimmt ihn auf den Arm. Statt daß der Säugling spielt, wird er „bespielt“, wird ihm etwas „geboten“.

5 Zur Spielentwicklung: Eva Kálló und Györgyi Balog, Von den Anfängen des freien Spiels.

»» **Um den Säugling zu einer eigenen Spielaktivität hinzuführen, was für sein Lernen von entscheidender Bedeutung ist, sollten die sparsam ausgewählten, gut anfaßbaren Gegenstände, so nah an ihn herangelegt werden, daß er sich auf dem Weg dahin nicht „verliert", aber selbständig zwischen zwei oder drei Möglichkeiten entscheiden kann.**

Über ihm hängende Gegenstände sind ungeeignet. Sie bewegen sich von selbst, wenn das Kind nur fuchtelnd dagegen stößt, es kann sie nicht einzeln untersuchen, von einer Hand in die andere geben, damit auf den Boden klopfen und vieles mehr.

»» **So würde eine Anregung darin bestehen, dem Säugling während seiner Spieltätigkeit die nötige Ruhe zu geben, ihn von Zeit zu Zeit wahrzunehmen, ohne ihn mit Blicken oder Ansprechen abzulenken und zu stören.**

Natürlich sollten ihm mit der Zeit mehr und weiter entfernt liegende Gegenstände angeboten werden, um ihn zu mehr Bewegungsaktivitäten zu verlocken. Aber dies ist erst dann möglich, wenn sein Interesse und seine Aufmerksamkeit deutlich zugenommen haben.

»» **Ansprache und Kommunikation dürfen auf keinen Fall vernachlässigt werden, aber sie sollten während der Pflege, dem Wickeln, Baden, An- und Auskleiden, dem Füttern und den Zeiten des zärtlichen Kontakts geschehen, nicht aber während das Kind spielt.**

Ziel ist es zu verhindern, daß der Säugling mit Down-Syndrom sein Interesse verliert und sich allein auf den sozialen Kontakt mit dem Erwachsenen stützt – und dabei nicht lernt, seine eigenen Bedürfnisse zu entdecken und sie selbständig zu erfüllen.

Leseempfehlungen

Ein Kind auf seinem Weg ins Leben. Erste Infomationen für Eltern von Kindern mit Down-Syndrom, Hrsg. Bundesvereinigung Lebenshilfe für geistig Behinderte e. V., Postfach 701163, D-35020 Marburg, 5. Aufl. Marburg/Lahn 1997

Unser Kind mit Down-Syndrom. Ein erstes Lesebuch mit Informationen für Eltern, für ihre Angehörigen und Freunde. Bundesvereinigung Lebenshilfe für Menschen mit geistiger Behinderung e. V. , Raiffeisenstraße 18, D-35020 Marburg, 1998

Das kleine Kind mit Down-Syndrom. Beiträge eines Symposium, Hrsg. Pikler Gesellschaft Berlin e. V. 1998, Grunewaldstraße 82, D-10823 Berlin

Cornelia Deckenbach: Zur Bedeutung von lautsprachbegleitenden Gebärden im Spracherwerbsprozeß bei Kindern mit Down-Syndrom. In: Das kleine Kind mit Down-Syndrom. Hrsg.: Pikler Gesellschaft Berlin e. V. , Grunewaldstraße 82, D-10823 Berlin, 1998.

Anna Hofmann (Hrsg): Kinder mit Down-Syndrom. Ein Ratgeber für Betroffene (geschrieben von einer Elterngruppe). Klett-Cotta, Stuttgart 1993

Eva Kalló, Györgi Balog: Von den Anfängen des freien Spiels. Hrgs. Pikler Gesellschaft Berlin e. V., Grundewaldstr. 82, D-10823 Berlin, 1996

Nigel Hunt: Die Welt des Nigel Hunt. Tagebuch eines mongoloiden Jungen. Ernst Reinhart, München, Basel 1991

Nancy B. Miller: Mein Kind ist fast ganz normal. Leben mit einem behinderten oder verhaltensauffälligen Kind – Wie Familien gemeinsam dem Alltag meistern lernen. Trias, Stuttgart 1997

Dietmut Niedecken: Namenlos. Geistig Behinderte verstehen. Ein Buch für Psychologen und Eltern. Luchterhand, München 1998

Siegfried Pueschel (Hrsg): Down-Syndrom. Für eine bessere Zukunft. Thieme, Stuttgart 1995

Mark Selikowitz: Down-Syndrom. Krankheitsbild, Ursache, Behandlung. Spektrum Akademischer Verlag, Heidelberg, Berlin, New York 1992

Wolfgang Storm: Das Down-Syndrom. Medizinische Betreuung vom Kindes- bis Erwachsenenalter. Wissenschaftliche Verlagsgesellschaft, Stuttgart 1995

Karen Stray-Gundersen: Babies mit Down-Syndrom, Gns-Verlag, Ed.2000

Etta Wilken (Hrsg.): Neue Perspektiven für Menschen mit Down-Syndrom. Dokumentation der Fachtagung Down-Syndrom September 1996. Hannover 1997. Selbsthilfegruppe für Menschen mit Down-Syndrom und ihre Freunde e. V. , Hirschenau 10, D-90607 Rückersdorf) (ISBN 300001774)

Leben mit Down-Syndrom. Rundbrief der Selbsthilfegruppe für Menschen mit Down-Syndrom und ihre Freunde e. V. (Die Zeitschrift erscheint dreimal im Jahr, umfaßt 60 Seiten und Beiträge zu allen Gesichtspunkten, die für ein Kind mit Down-Syndrom wichtig sein können. Sie kann gegen eine Spende an die Selbsthilfegruppe unter nachfolgender Adresse bestellt werden: Am Berg 7b, D-91310 Forchheim.)

Spina bifida

Ursachen und Auswirkungen

Die Eltern eines Säuglings mit Spina bifida sind vom Moment der Geburt an mit der Behinderung ihres Kindes konfrontiert.

In einigen Fällen bereits während der Schwangerschaft, wenn die nicht verschlossene Wirbelsäule im Ultraschall gesehen und mittels einer Amnioskopie, einer Fruchtwasseruntersuchung, bestätigt wurde. Von den Eltern werden schon in den ersten Tagen Einwilligungen zu einer oder mehreren Operationen verlangt: Die Ausstülpung des Rückenmarks an der Wirbelsäule muß operativ verschlossen werden und wenn zusätzlich ein hoher Hirndruck besteht, wird eine Liquordrainage angelegt, die den Druck des Hirnwassers reguliert. Diese chirurgischen Eingriffe ermöglichen zum einen das Überleben des Kindes, und zum anderen begrenzen sie die Folgen der Schädigung. Dadurch haben die Kinder mit einer Spina bifida heute wesentlich bessere Entwicklungsschancen als noch vor 25 Jahren.

Der angeborene Schaden wird auch als Meningomyelozele (in der englischen Abkürzung als MMC) bezeichnet. Er besteht in einer Verschlußstörung des Neuralrohres am Ende der vierten Schwangerschaftswoche, deren Ursache nicht geklärt ist.

Während der weiteren fötalen Entwicklung wird die Wirbelsäule durch den knöchernen Wirbelbogen nicht geschlossen („Spina“ bedeutet Wirbelsäule, „bifida“ gespalten). Beim Neugeborenen kann man an dieser offenen Stelle (Läsion) eine blasige, mit Rückenmarksflüssigkeit (Liquor) gefüllte Ausstülpung („-zele“) des Rückenmarks („-myelo“-) und der Rückenmarkshäute, die diesen Nervenstrang umgibt, („Meningo“-) erkennen.

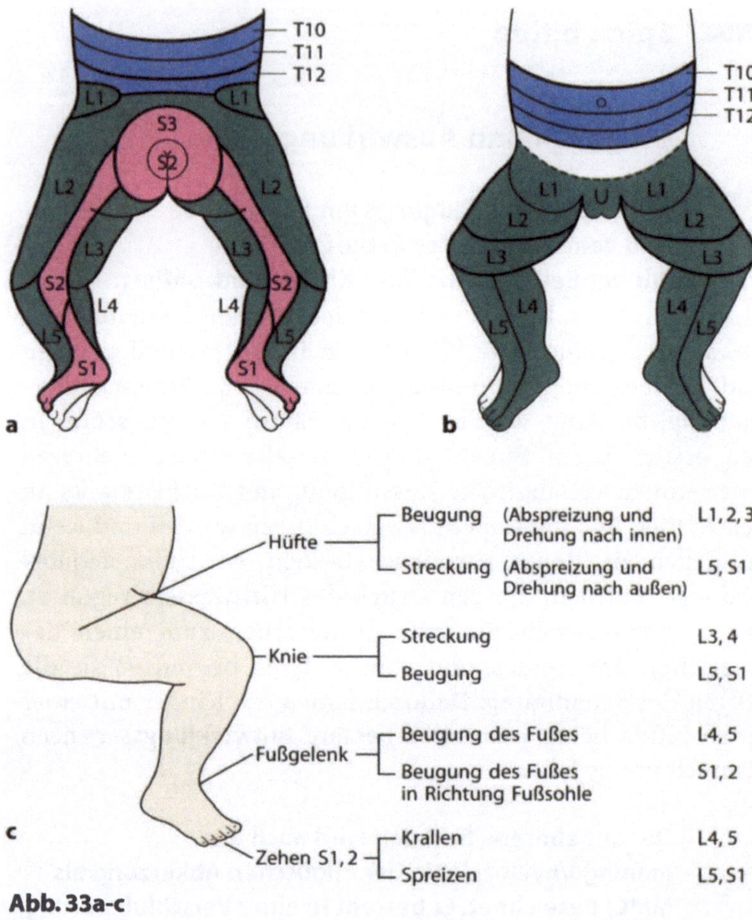

Abb. 33a-c

Die Folge sind Lähmungen der Muskulatur unterhalb der Fehlbildung, deren Ausmaß sich nach der Höhe der Schädigungsstelle richtet.

Je tiefer diese Fehlbildung, desto geringer sind auch die Lähmungsauswirkungen, die dann auf Füße bzw. Fußsohlen beschränkt sein können. Gestört ist fast immer die Tätigkeit der Blase und der Schließmuskeln von Blase und Darm.

Etwa 80 Prozent der Kinder mit MMC haben eine Störung des Hirnwasserkreislaufs die, würde sie nicht behandelt, zu

Abb. 33a bis d.
Die Nerven, die aus dem Rückenmark austreten, versorgen unterschiedliche Hautareale und Muskelgruppen in den darunter liegenden Körperteilen. Je höher die Schädigung ist, desto weitreichender sind die Folgen. Die Abbildung **d** zeigt die schematische Einteilung der Wirbelsäule in einzelne Zonen (siehe Abbildungen **a-c**):
T 1-12 (= thorakal),
L 1-5 (= lumbal),
S 1-5 (= sakral).
Die Abbildungen **a** und **b** zeigen, wie die Empfindungsstörungen der Haut mit der Läsionshöhe zunehmen. Abbildung c stellt die entsprechenden Funktionsstörungen einzelner Muskelgruppen dar

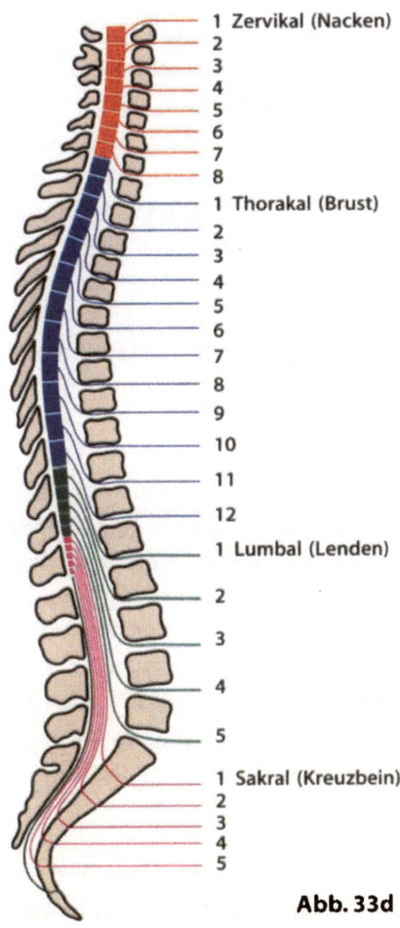

Abb. 33d

einem Anwachsen des Kopfes führen würde, das in der Umgangssprache „Wasserkopf“ genannt wird. Heute besteht die Möglichkeit, das Nervenwasser über eine Drainage mit Ventil („Shunt“) seitlich am Kopf entlang in den Bauchraum umzuleiten. Diese Operation ist unvermeidbar, da sie schwereren zerebralen Schäden vorbeugt. Sie wird, wie auch der operative Verschluß der Rückenöffnung, schon in den ersten Tagen nach der Geburt vorgenommen.

Bei den ersten Untersuchungen ist es wichtig, die genaue Höhe der Rückenmarksschädigung festzustellen.

Dies kann schwierig sein, da sie nicht immer symmetrisch ist, so daß die eine Körperhälfte mehr betroffen sein kann als die andere. In den ersten Wochen muß der Befund mehrfach überprüft werden, da nach dem neurochirurgischen Eingriff zur Deckung des Rückenmarks anfänglich noch Ödeme bestehen, die die Schädigung u. U. größer erscheinen lassen als sie ist. Dabei wird die Muskulatur der Füße, der Beine, des Beckens, ferner des Rückens, des Schultergürtels, der Arme und des Brustkorbs geprüft.

Nach wenigen Wochen ist es dann möglich, eine Prognose der künftigen Entwicklungsschritte zu geben. Sie erlaubt eine Vorstellung davon, welche Bewegungsmöglichkeiten das Kind entwicklen kann, welche Hilfsmittel zu bestimmten Zeitpunkten dafür gebraucht werden und welche chirurgisch-orthopädischen Eingriffe voraussichtlich notwendig sein werden. Auch die Zeitpunkte für bestimmte therapeutische Maßnahmen liegen weitgehend fest. Nach einem halben Jahr kann eine endgültige Aussage über die zukünftigen motorischen und sensorischen Möglichkeiten des Kindes gemacht werden.

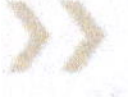

Nach dem Trauma der Operationen, und der Unruhe des Krankenhausaufenthalts braucht das Neugeborene am allermeisten Ruhe und Geborgenheit.

Es ist zu diesem frühen Zeitpunkt nicht nötig, mehrmals in der Woche krankengymnastische Termine wahrzunehmen oder auch das gerade geborene Kind noch anderen Spezialisten zu zeigen. Das Kind braucht Ruhe zur Orientierung, und die Eltern brauchen in der ersten Zeit Unterstützung dabei, die Tatsache zu verarbeiten, daß ihr Kind behindert ist.

Entwicklung im ersten Halbjahr

Für die Eltern mag es anfangs schwierig sein, die teilweise oder ganz gelähmten Beine und den infolge der Operation noch vernarbenden Rücken ihres Kindes mit in die Pflege einzubeziehen.

Die Pflege sollte immer darauf angelegt sein, den Säugling zu beteiligen. Dafür ist es gut, wenn das Aus- und Ankleiden langsam geschieht, und eine zunehmend aktive Beteiligung des Kindes ermöglicht. Soweit die Beine gelähmt sind, also nicht gespürt werden können, ist es wichtig, die visuelle Selbstwahrnehmung in den tagtäglichen Abläufen zu fördern. Das begünstigt die positive Einstellung des Säuglings zum eigenen Körper und seinen betroffenen Beinen.

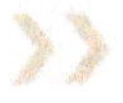

Wenn das Narbengebiet nach dem Fädenziehen reizfrei ist, sollte das Neugeborene auf den Rücken gelegt werden.

Man könnte denken, daß die frühe Rückenlage für die speziellen Probleme eines Säuglings mit Spina bifida nachteilig ist, sowohl im Hinblick auf die Narbe, als auch im Hinblick auf seine speziellen Entwicklungsprobleme. Nach aller Erfahrung ist es jedoch vorteilhaft, die Rückenlage sobald wie möglich der Bauchlage vorzuziehen. Nur in der allerersten Zeit bietet sich die seitliche Lagerung des Säuglings an. Die Bauchlage ist deshalb so nachdrücklich abzulehnen, weil sie auf die Dauer die Rückenmuskulatur – insbesondere in der Lendengegend – weit stärker beansprucht, wodurch das überaus empfindliche Narbengebiet eher gereizt als geschont wird. Außerdem führt die Verkürzung und Anspannung der langen Rückenstrecker beim Abheben des Kopfes aus der Bauchlage heraus frühzeitig zur Hohlkreuzbildung. Dazu kommt noch, daß das Reklinieren, das Nachhintenstrecken des Kopfes aus der Bauchlage, zu einer Kompression des verlängerten Hirnstamms führen kann und infolgedessen zu einer gestörten Atem- und Schluckfunktion.

Diese Gefahr betrifft Säuglinge, die an dem Chiari-II-Syndrom leiden, einer zusätzlichen, bei Spina bifida nicht seltenen Fehlbildung des Gehirns und Rückenmarks, am Übergang von der hinteren Schädelgrube zur Wirbelsäule.

Aus all diesen Gründen sollte der Säugling weitgehend in Rückenlage und zwar auf einer recht festen Matratze liegen. Später, wenn er schon einige Zeit am Tag wach ist, in der Regel nach etwa zwei Monaten, sollte er zeitweilig auf eine Decke auf dem Boden gelegt werden.

Auf einer festen Unterlage kann er trotz der Lähmungen der Beine erste Platzwechselbewegungen in Rückenlage beginnen, die er auf einer weichen Unterlage, also einer Matratze, nicht so leicht zuwege brächte. Zunächst handelt es sich dabei um „Schlängelbewegungen", die für die Rumpfbeweglichkeit wichtig sind und leichte Asymmetrien ausgleichen können.

Der Säugling braucht in dieser Zeit keine spezielle Förderung der Bewegungsentwicklung. Auch wenn sie nur langsam fortschreitet, kann noch abgewartet werden.

Das Kind wird selbst beginnen, erste Drehversuche zu machen und zwar dann, wenn sich auch seine mentalen Fähigkeiten entsprechend weit entwickelt haben, und es an seiner Umgebung Interesse zeigt. Zu dieser Zeit hören Eltern oft, daß mit dem Kind geturnt werden müsse, weil es etwas „träge" sei. Das ist zwar richtig, kann aber durch Übungen nicht beschleunigt werden, da sich fast alle Kinder mit Spina bifida infolge der Kompliziertheit ihres Starts ins Leben zunächst deutlich langsamer entwickeln als nicht behinderte Gleichaltrige. Sie brauchen jedoch keine motorische Förderung, sondern im Verlauf ihrer Entwicklung bis ins Schulalter hinein ganz bestimmte medizinische und therapeutische Interventionen. Anders als im Fall anderer Behinderungen sind dabei Zeitpunkt und Umfang vorhersehbar.

Das Problem der Fehlhaltungen

Die Therapie setzt sich aus unterschiedlichen Elementen zusammen. Dazu gehören die krankengymnastische Begleitung, die Versorgung mit Schienen und anderen Hilfsmitteln sowie chirurgisch-orthopädische Eingriffe.

Das Hauptproblem für die Bewegungsentwicklung und für die spätere Aufrichtung zum Stehen und Gehen ist das durch die Schädigung gestörte muskuläre Gleichgewicht zwischen Streck- und Beugemuskulatur.

Es entsteht im Fall einer Spina bifida zwangsläufig, weil die Beuge- und Streckmuskeln von verschieden hohen Innervationsebenen des Rückenmarks versorgt werden. So ist die für die Aufrichtung erforderliche Streckmuskulatur bereits bei einer tieferen Schädigungsstufe (S2 = zweiter Kreuzwirbel) betroffen, dagegen die Muskulatur, die für die Hüftbeugung gebraucht wird, erst von einer höheren Stufe (oberhalb von L3 = dritter Lendenwirbel, s. Abb. 33). Das Kind kann also bei dieser hier beispielhaft genannten Lähmungsstufe sein Becken beim Stehen nicht mehr ausreichend aufrichten und strecken, die kräftigeren Hüftbeugemuskeln erschweren das Stehen zusätzlich. Dieses muskuläre Ungleichgewicht, das eine typische Begleiterscheinung der Spina bifida ist, kann das Kind weder aus eigener Kraft noch mit bewegungstherapeutischer Unterstützung kompensieren. Daher ist die rechtzeitige und korrekte Versorgung mit Orthesen (Lagerungsschienen) fast immer erforderlich.

Zur Verstärkung des muskulären Ungleichgewichts kommt es einerseits infolge der motorischen Entwicklung des Kindes, z. B. durch Sitzen und Krabbeln, andererseits – und zwar in großem Umfang – infolge falscher therapeutischer Maßnahmen. Vielfach wird noch die durch nichts zu begründende Meinung vertreten, daß man durch krankengymnastische Behandlung die geschwächte oder auch gelähmte Muskulatur „reaktivieren" könne. Gelähmte Muskulatur, deren zweites

Motoneuron im Rückenmark unterbrochen ist, läßt sich nicht reaktivieren. Das gilt insbesondere bei Therapien, die mit Komplexbewegungen arbeiten, z. B. die nach Vojta. Diese bei Kindern mit Spina bifida vielfach angewandte Therapiemethode ist bei diesem Krankheitsbild wie jede andere muskuläre Kräftigung schädlich. Sie vergrößert das Problem, das sie zu heilen oder zu lindern vorgibt, weil sie zwangsläufig nur die benachbarte, sog. gute Muskulatur aktiviert, nicht jedoch die geschädigte. Dies bedeutet umgekehrt, daß Muskeln, die normal innerviert und aktiv sind, aber keine gleichrangigen Gegenspieler haben, nicht geübt und zusätzlich gekräftigt werden dürfen, sondern die geschwächten Gegenspieler, die Streck-, also die Aufrichtemuskeln, mit orthopädischen Hilfsmitteln unterstützt werden müssen.

Es ist zwar wichtig, daß bei Kindern mit höheren Läsionen die Rumpf- und Schultermuskulatur gekräftig wird, was theoretisch auch durch Vojta-Übungen erreicht werden kann, nur gibt es nicht eine Vojta-Übung, die sich auf die Rumpfmuskulatur beschränken ließe. Das Kind kann eine gute Kräftigung der Rumpfmuskulatur durch Bewegungen im Alltag selbst erreichen, es braucht dazu entsprechende Bewegungsangebote und kein Übungsprogramm.

Bei der krankengymnastischen Behandlung steht die Frage im Vordergrund, was das Kind mit seinen motorischen Möglichkeiten aus eigener Kraft erreichen wird.

Diese Möglichkeiten sind durch den Schädigungsgrad weitgehend festgelegt und können durch Bewegungstherapie nicht erweitert werden. Das bedeutet aber alles andere als Hoffnungslosigkeit. Was fehlt, kann zwar nicht „antrainiert", es kann aber frühzeitig mit der tatsächlichen motorischen Entwicklung des Kindes genau abgestimmt und durch Hilfsmittel kompensiert werden.

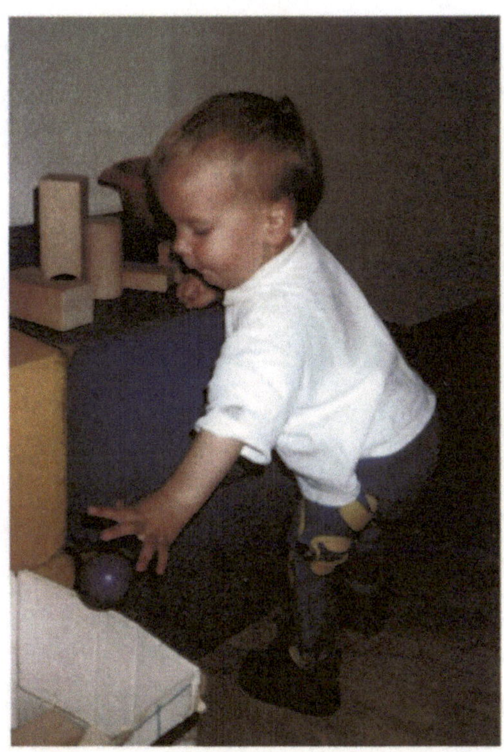

Abb. 34.
Konstantin kann mit seinen Orthesen klettern, stehen und Schritte machen

» **Es kommt dabei nicht auf die einzelne Therapiestunde allein an; vielmehr ist es wichtig, dem Kind einen Rahmen zu schaffen, in dem das Kind aus eigenem Antrieb den ganzen Tag „üben" und seine Selbständigkeit ausprobieren kann.**

Das zentrale Behandlungsziel heißt nicht „manipulative Förderung" oder „Kräftigung"; wichtiger ist es Fehlhaltungen und Fehlstellungen vor allem in den Beinen frühzeitig zu verhindern.

Das bedeutet für die ersten beiden Lebensjahre eine genau auf die Entwicklung und die spezifischen Probleme abgestimmte krankengymnastische und orthopädisch-technische Versorgung.

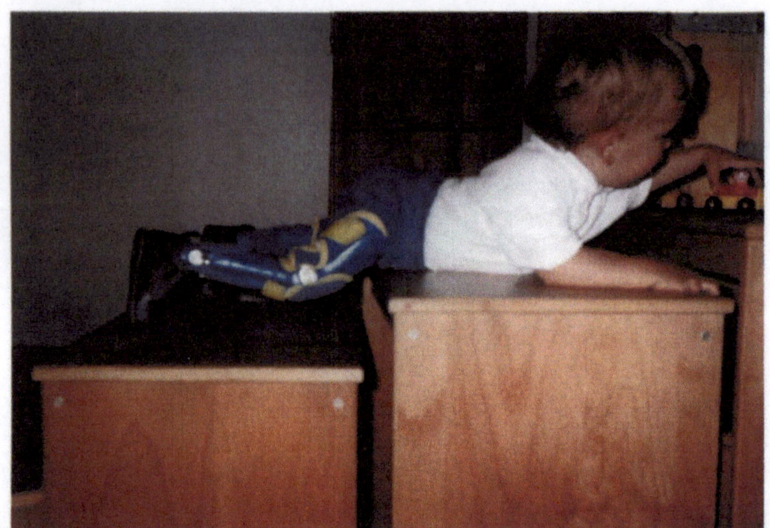

Abb. 35. Konstantin ist 20 Monate alt und trägt aufgrund seiner Spina bifida oberschenkelhohe Orthesen

Bei der Behandlung steht – um es noch einmal zu sagen – eine möglichst weitgehende Kompensation des muskulären Ungleichgewichts, das Erreichen bestmöglicher Funktionen und die Beweglichkeit der Gelenke im Vordergrund.

Das ist deshalb so wichtig, weil sich bei einem Säugling mit Spina bifida schon nach wenigen Wochen Fehlhaltungen der Füße, bald auch der Beine herausbilden können – manchmal bereits intrauterin. Sie entstehen auch, wenn der Grad der Schädigung verhältnismäßig gering ist. Diese Fehlhaltungen können sowohl an den Hüften wie auch an den Füßen auftreten und sich rasch entwickeln. Die Behandlung muß sofort einsetzen, wenn eine solche Fehlhaltung beobachtet wird, und das erfordert eine regelmäßige Kontrolle, anfangs mindestens vierzehntägig.

In manchen Fällen ist ein chirurgischer Eingriff frühzeitig nötig, zum Schutz des Gelenkes. Schon bei sehr leichten Anzeichen von Fehlhaltungen an den Füßen, ist eine sofortige

Versorgung mit Unterschenkellagerungsschienen – manchmal auch Oberschenkellagerungsschienen – geboten. Dadurch kann man den Fehlhaltungen entgegenwirken und die aktivere Muskulatur etwas bremsen. Das ist für die gute Stellung der Gelenke von entscheidender Bedeutung, die wiederum Voraussetzung für die weitere körperliche und motorische Entwicklung ist, vor allem für die Aufrichtung zum Stehen.

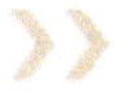

Diese Lagerungsschienen (Orthesen) werden nachts angelegt, später, wenn der Säugling bereits robbt, auch tagsüber.

Im allgemeinen gewöhnt er sich schnell daran. Zwar schränken sie aufgrund ihrer starren Form die Beweglichkeit und Sensorik des Kindes vorübergehend ein, nicht aber auf Dauer. Physiotherapeut und Arzt müssen die Paßform der Orthesen regelmäßig überprüfen.

» **Es darf zu keinen Druckstellen kommen, schon Hautrötungen müssen vermieden werden.**

Aus diesen Gründen können häufigere Besuche beim Orthopädietechniker notwendig sein. Wenn möglich sollte der betreuende Physiotherapeut dabei sein.

Die schnelle Verordnung von Orthesen im Fall des Auftretens auch nur minimaler Fehlhaltungen ist die wichtigste Vorsorgemaßnahme.

Früher wurde mit der Verordnung von Orthesen länger gewartet; das führte dazu, daß die Schienen infolge bereits entstandener Fehlhaltungen in dem Maße höher und einschränkender wurden, wie das Kind wuchs und zunahm. Dagegen versucht man heute, umfangreiche Vorsorgemaßnahmen anzubieten. Die Gelenke lassen sich in einer guten Position stabilisieren und müssen später immer weniger gestützt werden.

Wenn sich muskuläre Verkürzungen an den Füßen oder auch an der Hüfte anbahnen, muß – neben der Schienenversorgung eine vorsichtige krankengymnastische Dehnbehandlung durchgeführt werden.

In diesem Fall ist es wichtig, daß die Eltern lernen, die Dehnbehandlung mehrmals täglich durchzuführen. Sie lassen sich während der Pflege gut miteinbeziehen, besonders nach dem Baden, wenn die Muskulatur vorgewärmt und daher dehnfähiger ist.

Probleme von Blase und Darm

Ein weiteres Problem für einen Säugling mit Spina bifida ist der Stuhlgang.

Infolge von Lähmungen des Schließmuskels und vegetativen Störungen sind die für die Ausscheidung notwendigen peristaltischen Bewegungen des Darms oft ungenügend. Das Kind neigt deshalb zur Verstopfung, zu sekundären Durchfällen oder Inkontinenz. Eine dem Säugling angepaßte Ernährung empfiehlt sich, auch wenn es nicht ganz leicht ist, sie zu finden. Hier kann eine spezielle Beratung durch den Kinderarzt oder einen Ernährungsberater hilfreich sein, aber auch das Experimentieren der Eltern, bis sie die Kost herausgefunden haben, die ihr Kind am besten verträgt.

Hinzu kommt eine erhebliche Infektanfälligkeit der Harnwege.

Die Infekte entstehen meist, weil sich die Blase nicht ausreichend entleeren kann, und sich daher Bakterien im Restharn ansiedeln. Bei größeren Restharnmengen, häufigen Infekten oder hohem Blasendruck muß die Blase des Kindes kathetrisiert werden, weil sonst die Gefahr einer schweren Nierenbeckeninfektion besteht. Das bedeutet, daß der Harn mit den darin enthaltenen Bakterien durch den Harnleiter zu den

Nieren hochsteigt, also zurückfließt. In diesem Fall ist es zwingend geboten, das Kind zu kathetrisieren, damit die Blase vollständig geleert und die akute Infektionsgefahr gebannt wird.

Gelegentlich wird behauptet, daß die Blase mit Hilfe bestimmter Vojta-Übungen besser entleert werde. Nach unseren Erfahrungen ist jedoch das Gegenteil richtig. Infolge der muskulären Spannung entsteht ein zu hoher Druck im Bauchinnenraum. Da bei der Geburt bereits 25 Prozent der Kinder mit Spina bifida einen Reflux haben, ist das Risiko hoch, daß der mit Hilfe der Vojta-Übungen erzeugte Druck den Harn in das Nierenkelchsystem drückt und so zu Funktionsstörungen der Nieren führt. Gleiches gilt für das leider noch sehr verbreitete Ausdrücken der Blase. Vor der Entscheidung über die geeignete Blasenentleerungstechnik sollte eine qualifizierte Diagnostik von Blase und Niere stehen. Ebenfalls ist das Auspressen des Darms mittels Vojta-Übungen nicht ratsam, da diese Pressübungen den fast immer geschwächten Beckenboden und den Schließmuskel dehnen und damit in ihrer Funktion zusätzlich beeinträchtigen.

Entwicklung im zweiten Halbjahr

Im zweiten Halbjahr beginnt sich der Säugling zu drehen, auch dann, wenn er Unterschenkelschienen tragen muß.

Einige Zeit später wird er in Bauchlage sicherer und beginnt, im Kreis zu kriechen und bald auch, sich rückwärts und vorwärts zu schieben. Alle diese Bewegungen sind für das Kind mit Spina bifida von großer Bedeutung: Der Schultergürtel, die Armmuskulatur, die Muskulatur des Rumpfes werden durch das Robben am Boden gekräftigt. Wenn das Kind mit einer höheren Lähmung später an Stützen laufen wird, sind diese Kräftigungsübungen der Arme und der seitlichen Rumpfmuskulatur wichtig.

Ein besonderes Problem in dieser Zeit ist das Sitzen: das Hingesetztwerden und das Sichaufsetzen des Säuglings.

Schon für ein in seiner Entwicklung nicht beeinträchtigtes Kind ist das vorzeitige Aufgesetztwerden ein Risiko für seine Selbstsicherheit und sein Körpergefühl (s. S. 23). Bei einem Kind mit Spina bifida, sind noch weitere ungünstige Einwirkungen zu bedenken, weil es die ungewohnte, noch nicht aus eigener Kraft erreichte Position, also die noch fehlende Balance, mit einer Anspannung der Hüftbeuge- und der Abspreizmuskulatur kompensiert. Beides erhöht die ja ohnehin gegebene Gefahr der Hüftgelenksluxation. Ebenso wird der Rumpf unphysiologisch angespannt. Das Kind sitzt dann fast immer wie ein Stock, weil sich die Anspannung auf den Lendenbereich konzentriert und zu einer starken Hohlkreuzbildung führt. Manche Säuglinge, die künstlich – das bedeutet immer: zu früh – aufgesetzt werden, knicken seitlich ein, geraten also in eine asymmetrische Haltung.

Da ein Kind mit Spina bifida für sein späteres Stehen und Laufen aber einen besonders stabilen und beweglichen Rumpf braucht, muß das vorzeitige Sitzen unter allen Umständen vermieden werden.

Wenn das Kind, dessen Läsion in einer Höhe oberhalb des zweiten Kreuzwirbels (S2) liegt (s. Abb. 33), beginnt, seine Beine unter den Bauch zu ziehen, also aktiv versucht, die Hüften zu beugen, braucht es als Ausgleich auch eine Hüftstreckung, um das muskuläre Ungleichgewicht nicht weiter zu fördern. Von sich aus wird das Kind den Übergang vom Vierfüßlerstand zum Stehen nicht so bald schaffen und so zu lange in der Hüftbeugung verharren. Auf der einen Seite ist das Krabbeln und später das Klettern für die räumliche Erfahrung, die Selbständigkeit und das Selbstbewußtsein wichtig, auf der anderen Seite für die speziellen Probleme eines Kindes mit Spina bifida nachteilig.

Aufgrund seiner besonderen muskulären Probleme und der daraus folgenden Gelenkprobleme muß das Kind vorzeitig zum Stehen gebracht werden.

In diesem Fall wird also der spontanen Entwicklung vorgegriffen, da nur in einer vertikalen Position die Hüftbeugemuskulatur sich nicht verkürzen kann. Das Kind wird an einem Stehtisch hingestellt, gestützt von entsprechenden Stehorthesen, die Knie- und Fußfehlhaltungen verhindern. Rumpf und Kopf müssen entspannt und beweglich sein, damit das Kind beide Arme frei bewegen und spielen kann. Wohlbemerkt geht es hier nicht um das Stehenüben, sondern um eine therapeutische Vorsorgemaßnahme, die notwendig ist, weil das zu lange Sitzen und Krabbeln die Gelenke und die Hüftmuskulatur, die für die Aufrichtung nötig sind, dauerhaft schädigen würde. Die Benutzung des Stehtisches ist nur vorübergehend geboten, bald schon wird das Kind mit Orthesen selbständig an Gegenständen stehen, erste Seitwärtsschritte probieren und so die ersten Erfahrungen für das spätere Gehen machen.

Leseempfehlungen

Monika Aly: Die therapeutische Begleitung des kleinen MMC-Kindes. In: Krankengymnastik, 44. Jg. 3/1992, Richard Pflaum, München

Monika Aly: Neues Selbstverständnis der Physiotherapie bei Kindern mit MMC. In: Theo Michael u.a.: Spina bifida. Walter de Gruyter, Berlin, New York 1998

Antje Blume-Werry, Wilhelm Langenhorst, Helmut Peters (Hrsg): Leben mit Spina bifida und Hydrocephalus. Ein Ratgeber. Zu beziehen bei: ASbH Bundesverband e. V., Münsterstraße 13, D-44145 Dortmund

Bernd Doll: Operationsplanung und Operationszeitpunkt für Spina bifida Patienten. In: Krankengymnastik, 44. Jg. 3/1992, Richard Pflaum, München

Theo Michael, Apard von Moers, Anne E. Strehl: Spina bifida. Walter de Gruyter, Berlin, New York 1998

Theo Michael, Apard von Moers: Die Habilitation von Kindern mit Meningomyelocele nach Ferrari in der Berliner Ambulanz – Spina bifida. In: Krankengymnastik, 44. Jg. 3/1992, Richard Pflaum, München

G. D. Stark: Spina bifida – Problems and management. Blackwell Scientific Publications, Oxford 1977

Zerebralparese

Ursachen

Risikofaktoren während der Schwangerschaft sowie während und nach der Geburt können neben bestimmten Auffälligkeiten in der Bewegungsentwicklung Anhaltspunkte für eine infantile Zerebralparese (IZP) sein (gelegentlich wird auch von Spastizität gesprochen).

Die Schädigung kann aus ganz unterschiedlichen Gründen entstehen.

Sie kann auf eine frühe Anlage- oder Entwicklungsstörung während der ersten Schwangerschaftswochen zurückgehen. Auch nachdem die komplizierte Anlage des Gehirns bereits am Ende des dritten Schwangerschaftsmonats weitgehend abgeschlossen ist, kann es in den letzten beiden Dritteln der Schwangerschaft noch schädigenden Einflüssen ausgesetzt sein. Sie können auf Infektionen, Vergiftungen und Durchblutungsstörungen zurückgehen. Ebenso kann es zu Blutungen im Gehirn infolge von Blutdruckschwankungen, Durchblutungsstörungen, Gefäßrissen und Sauerstoffmangel kommen. Diese Gefahr besteht auch während der Geburt. Vor allem Frühgeborene sind gefährdet, Hirnblutungen zu erleiden. Auch eine Unreife der Lunge kann zu einer Mangelversorgung des Gehirns mit Sauerstoff und in seltenen Fällen zu einer Zerebralparese führen. In den ersten Lebenstagen, -wochen und -monaten können Infektionen das Gehirn in Mitleidenschaft ziehen und dieses empfindliche Organ schädigen.

Zu den möglichen, oft erst später eintretenden Folgen einer Hirnschädigung gehören Anfallsleiden, also Epilepsien, die ebenfalls in ganz unterschiedlicher Schwere und Form auftreten.

Bei einem Anfall eines Säuglings kann man z. B. das Zucken eines Mundwinkels oder der Augen beobachten oder das plötzliche Beugen des Kopfes auf die Brust oder man beobachtet – bei einem großen Anfall – Zuckungen in Armen und Beinen während derer das Kind nicht ansprechbar ist. Meistens kehrt es schnell wieder zu seinem Bewußtsein zurück, manchmal müde und geschwächt.

Die Ursache der Anfälle sind fehlgeleitete Stromentladungen, die Teile des Gehirns unter Spannung setzen oder auch von einer Stelle ausgehend, sich über das ganze Gehirn ausbreiten. Das menschliche Gehirn enthält mehrere Millarden Nervenzellen, die untereinander Informationen mit Hilfe minimaler Hirnströme austauschen. In einer Hirnstromkurve (Elektroenzephalogramm, EEG) kann man erkennen, ob die Frequenzen der Hirnströme im normalen Muster verlaufen oder Anfallspotientale enthalten. Die Behandlung ist symptomatisch, da die Hirnschädigung, die zu einer Epilepsie führt, selbst nicht behandelt werden kann. So wird heute zunehmend versucht, Medikamente zu finden, die die Anfallsbereitschaft herabsetzt ohne dabei die Wachheit, die Aufmerksamkeit und damit die Lernmöglichkeit des Säuglings zu sehr zu beeinträchtigen.

Eltern stehen dem Geschehen anfänglich hilflos gegenüber. Sie müssen sich oft mit der dauernden Gabe von Medikamenten auseinandersetzen, mögliche Nebenwirkungen beobachten und mit ihrem Kind zu regelmäßigen Untersuchungen gehen.

Eine Folge der infantilen Zerebralparese ist eine bleibende, aber nicht unveränderbare Haltungs- und Bewegungsstörung. Die motorische Störung ist das vorherrschende Problem, aber nicht das einzige.
Die Kognition, das Denken, ist nicht immer betroffen.

Die frühkindliche Hirnschädigung unterscheidet sich deutlich von der Schädigung, die ein Erwachsener infolge eines Schlaganfalls oder einer Verletzung erleidet. Werden bei einem Erwachsenen Funktionen beeinträchtigt, die schon angeeignet worden waren, so wird das Gehirn des Fötus oder Säuglings zu einem Zeitpunkt geschädigt, zu dem der Funktionserwerb noch nicht oder kaum stattgefunden hat. Im Gegensatz zum Erwachsenen oder einem Kind über zwei Jahren kann das Neugeborene zwar nicht auf schon Erlerntes zurückgreifen aber neue Lernmöglichkeiten aufbauen.

Die Auswirkungen einer Zerebralparese sind unterschiedlich. Sie reichen von relativ leichten Störungen bis zu sehr starken Behinderungen.
Das Ausmaß der Schädigung sagt nicht unbedingt etwas über die Folgen aus.

Das führt zu einer nur begrenzten Aussagekraft auch der modernsten Untersuchungsverfahren. So kann eine Computertomographie Veränderungen am Gehirn zeigen, und das Baby kann sich dennoch zufriedenstellend entwickeln. Andererseits gibt es Neugeborene, die offenkundig an einer Hirnschädigung leiden, die aber mit den heutigen diagnostischen Mitteln nicht nachgewiesen werden kann. Die Entwicklung und die Möglichkeit des Gehirns zur kompensatorischen Eigenregulation macht es schwierig, einen sicheren Zusammenhang zwischen der erlittenen Schädigung und den tatsächlich bleibenden funktionellen Bewegungsstörungen vorauszusagen.

Da die Schäden im Gehirn bleibend sind, gibt es keine Therapie im Sinne von Heilung, allenfalls im Sinne von Kompensation.

Die gesamte Entwicklung des Kindes ist zu diesem frühen Lebenszeitpunkt jedoch noch offen. So ist auch nicht vorhersehbar, wie es lernen wird, sein Gehirn zu nutzen, wie es damit Erfahrungen machen und sie funktionell umsetzen wird. Man kann deshalb in den ersten Lebensmonaten keine genaue Prognose über die weitere Entwicklung abgeben. Je mehr der Säugling im Verlauf seiner Entwicklung gelernt hat, sein genetisch vorhandenes Bewegungsrepertoire optimal zu nutzen, desto deutlicher zeigen sich einerseits die Ausprägungen seiner Behinderung und andererseits seine individuellen

Fähigkeiten, damit umzugehen. Erst zu einem späteren Zeitpunkt, etwa zwischen dem dritten und vierten Lebensjahr, kann eine genauere Prognose gestellt werden, die nicht allein das Nichtkönnen - also das Defizit - beschreibt, sondern die künftigen Möglichkeiten des Kindes, sich mit der vorhandenen Schädigung weiterzuentwickeln. Erst dann ist auch die abschließende diagnostische Zuordnung zu einzelnen Formen der Zerebralparese möglich.

Äußere Anzeichen

Es gibt Säuglinge, deren Muskulatur fast ständig angespannt (hyperton) ist. Bei ihnen löst jede Berührung, jede Lageveränderung eine „Spastik" aus.

Unter Spastik versteht man eine plötzliche Erhöhung der Muskelspannung, die sich als Verkrampfung zeigt, manchmal zu Muskelzuckungen (Klonus) führt und sich nur schwer lösen läßt. Die geschädigten Nervenzellen senden ständige Reize an den Muskel aus, so daß dieser in einer Dauerspannung bleibt. Das Kind kann den spastischen Muskel nicht willentlich beeinflussen. Die Symptome zeigen sich unterschiedlich deutlich. So kann die Überstreckung vom Kopf ausgehen, der dann nach hinten gedrückt wird, besonders bei Berührung. Die Arme sind gestreckt oder auch unter stetiger steifer Anspannung gebeugt, die Hände gefaustet. Auch die Beine werden auffällig gebeugt, gestreckt und überkreuzt, ebenso sind Füße und Zehen ständig angespannt. Für mache Säuglinge ist es sehr schwer, Entspannung zu finden, manchmal gelingt das selbst im Schlaf nicht.

Andererseits gibt es Säuglinge mit Zerebralparese, die in ihrer Haltung und Muskulatur völlig schlaff (hypoton) sind.

Ihre Muskulatur ist sehr weich und es gelingt ihnen über längere Zeit nicht, den Kopf anzuheben und zu halten. Die

Eltern merken das, wenn sie ihr Kind auf den Arm nehmen und mit großer Sorgfalt halten müssen, weil jede eigenstützende Spannung fehlt. Andere Babys wiederum sind dauernd in Bewegung, meist ziellos in alle Richtungen ausfahrend (dyskinetisch, athetotisch) und ganz besonders schreckhaft.

Bei einem liegendem Kind zeigen sich die Zeichen der Bewegungs- und Haltungsstörung auf andere Weise als beim sitzenden oder stehenden Kind. Zum Beispiel macht sich ein Kind, das im Liegen eine ganz schlaffe Haltung und Bewegungen aufweist, beim Hingestelltwerden ganz steif, da es sich anders nicht halten, aber auch mit der Gleichgewichtsanforderung im Raum nicht umgehen kann und Angst vor dem Fallen spürt. Es gibt auch Kinder, die sich im Liegen schlaff und „ungeordnet" bewegen, aber auf dem Schoß gehalten oder später in einem Hochstühlchen sitzend ein sehr viel besseres Spannungs- und Richtungsempfinden aufbauen können. Ein Kind, das schon im Liegen sehr angespannt ist, verstärkt und erhöht fast immer seine Muskelspannung beim Hingestelltwerden. Die Muskulatur ist also nicht gleichbleibend spastisch oder schlaff – hyper- oder hypoton – sondern sie reagiert auf verschiedene Bewegungs- und Haltungsanforderungen unterschiedlich. Da das Gehirn noch reift und wächst, können sich diese Grundmuster bis zum dritten Lebensjahr verändern. So kann ein Säugling, der möglicherweise eine Diparese, also eine spastische Lähmung vorwiegend der Beine entwickeln wird, im Alter von drei Monaten mehr Spannung in den Armen zeigen als in den Beinen. Erst im Laufe der nächsten sechs oder zehn Monate, entwickelt das Kind die ihm eigene Form der Störung immer deutlicher.

Nicht selten führt eine zerebrale Schädigung auch zu Problemen des Sehens.

Solche Kinder können die Augen, obwohl sie funktionell in Ordnung sind, nicht richtig einsetzen. Einigen fehlt die Möglichkeit zu fixieren, was den Kontakt mit anderen Personen, insbesondere den Eltern erschwert. Andere „fixieren" zumindest zeitweise das Gesicht der Eltern. indem sie daran vorbeigucken. Sie können einen Gegenstand oder eine Person nicht zentral, sondern nur peripher, also aus den Augenwinkeln, „ins Auge fassen". Wieder andere schielen stark, um besser fixieren zu können. Einige sind nicht in der Lage, mit den Augen einen Gegenstand zu verfolgen und dabei gleichzeitig den Kopf zu wenden.

Auch Wahrnehmungsstörungen sind als Folge der Zerebralparese nicht auszuschließen.

Das kann man daran bemerken, daß solche Kinder Lageveränderungen kaum ertragen, da ihnen das Gefühl für ihre Raumlage fehlt; sie können oben und unten, vorne und hinten nicht unterscheiden. Das macht sie unsicher und damit „spastischer", zumal ihnen auch bestimmte Schutzreaktionen zu fehlen scheint und ihnen nicht zur Verfügung steht. Sie können sich z.B. nicht abstützen, wenn sie die Balance verlieren. Wahrnehmungsstörungen können die Bewegungsentwicklung beeinträchtigen, weil sich der Säugling aufgrund seiner Berührungsabwehr verschließt und sich damit möglichen motorischen und kognitiven Erfahrungen entzieht.

» **Die Eltern sollten das Kind nicht mit seiner schwächsten, unsichersten Seite konfrontieren. Diese Art der Herausforderung, die gelegentlich auch von Therapeuten und Ärzten angewandt wird, macht das Kind noch steifer. Demgegenüber kommt es darauf an, ihm Sicherheit und ein Optimum an Wohlbefinden zu geben – erst dann kann es selbst Strategien suchen, mit denen es in der Lage ist, seine Unsicherheiten zu umgehen.**

Eltern wünschen sich von den Ärzten und Therapeuten in der Regel frühe und klare Auskünfte. Sie wollen sich auf die Probleme einstellen, die auf sie und ihr Kind zukommen werden. Diesem Wunsch kann im Falle einer Zerebralparese nicht wirklich entsprochen werden, da die Schädigung – wie schon gesagt – in ihrem Ausmaß erst nach einigen Monaten und Jahren übersehen werden kann. Das gilt auch für evtl. kognitive Probleme.

Die ersten Wochen

Ein Säugling mit einer Hirnschädigung ist – ähnlich einem Frühgeborenen – sehr empfindlich. Er ist leicht irritierbar und erschrickt bei den kleinsten Geräuschen oder selbst bei vorsichtigen Berührungen. Er hat Schwierigkeiten, einen ausgeglichenen Schlaf-Wach-Rhythmus zu finden. Die Ernährung gestaltet sich fast immer kompliziert – oft ist sie das erste Anzeichen der Schädigung -, weil die Saug- und Schluckreflexe infolge der unausgeglichenen Muskelanspannung beeinträchtigt sind. Auch kann es sein, daß der Mundinnenraum überempfindlich und deshalb jeder Kontakt unangenehm ist. Die Situation des Trinkens und Essens kann zur Tortur werden.

Der Säugling würgt leicht, nimmt die Flüssigkeit in dieser Anfangszeit manchmal nur in winzigen Mengen und mit vielen Pausen vom Löffel oder auch aus der Pipette zu sich. Auch kann die Flaschenmahlzeit lange Zeit dauern, da er schwach saugt, viele Pausen macht, einschläft oder sich verschluckt, wieder alles herausspuckt oder auch gar nicht saugen kann. Das alles kann die Kraft und Geduld der Eltern im ersten Lebensjahr ihres Kindes stark beanspruchen. Es gibt keine Patentrezepte wie man mit diesen Problemen umgehen sollte; zu viele verschiedene Ratschläge können eher verwirren.

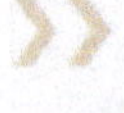

Besonders Mütter müssen mit Ruhe und wenig Ablenkung ihren eigenen Weg finden.

Auch fällt es dem Kind schwer, sein Interesse und seine Zuneigung auszudrücken, beispielsweise mit Hilfe des Blickkontakts. Umgekehrt sind vor allem Mütter dem Gefühl des Versagens ausgesetzt; sie fühlen sich anfangs überfordert und kaum in der Lage, ihrem Kind die dringensten Bedürfnisse zu erfüllen und ihm die Sicherheit einer inneren Beziehung zu geben.

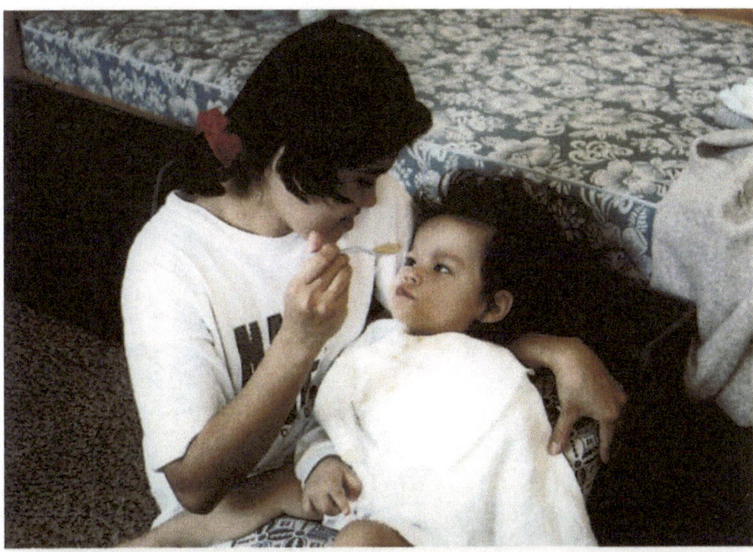

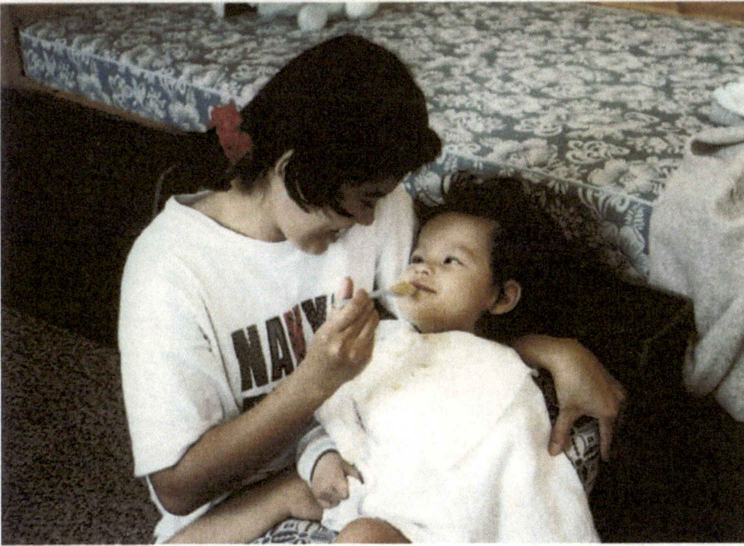

Abb. 36 und 37. Sophie ist 14 Monate alt. Infolge ihrer sehr schwachen Körperspannung muß sie beim Füttern gut gehalten werden. So kann sie ihre Augen auf den Löffel richten, um dann den Mund zu öffnen

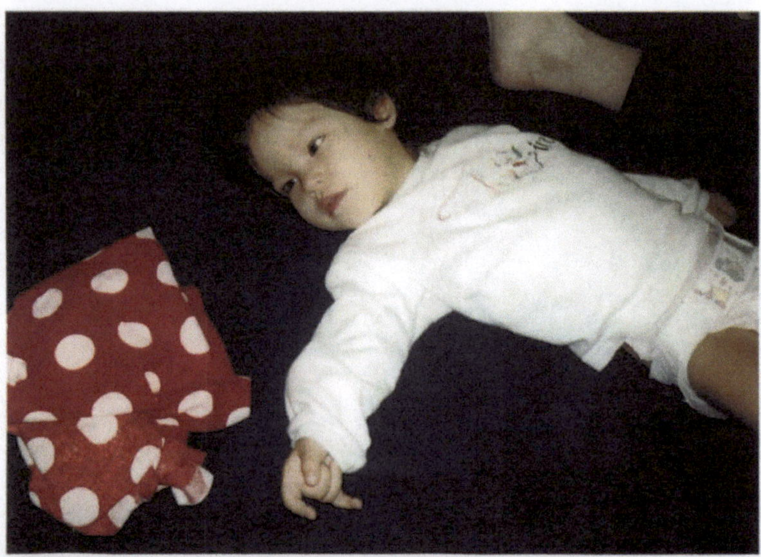

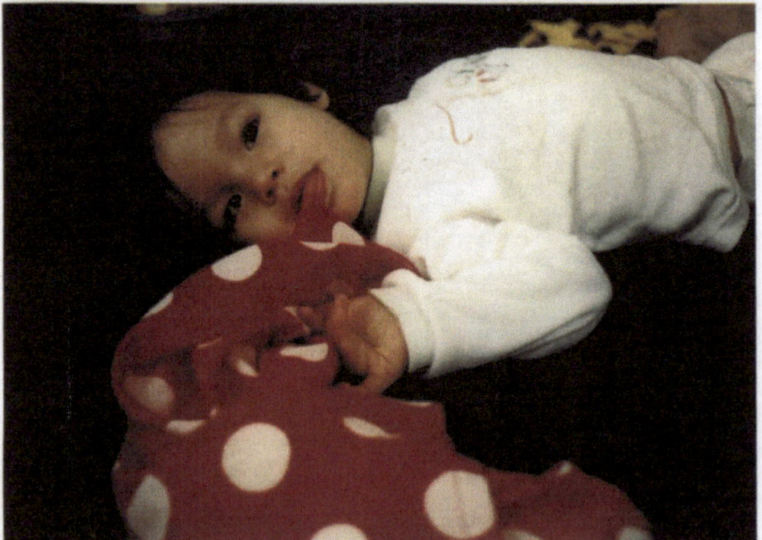

Abb. 38 bis 40. Wenn Sophie auf dem Rücken liegt, entwickelt sie Neugier, die sie allerdings aufgrund ihrer geringen Bewegungsmöglichkeit nur dann befriedigen kann, wenn die Gegenstände in ihrer Reichweite liegen

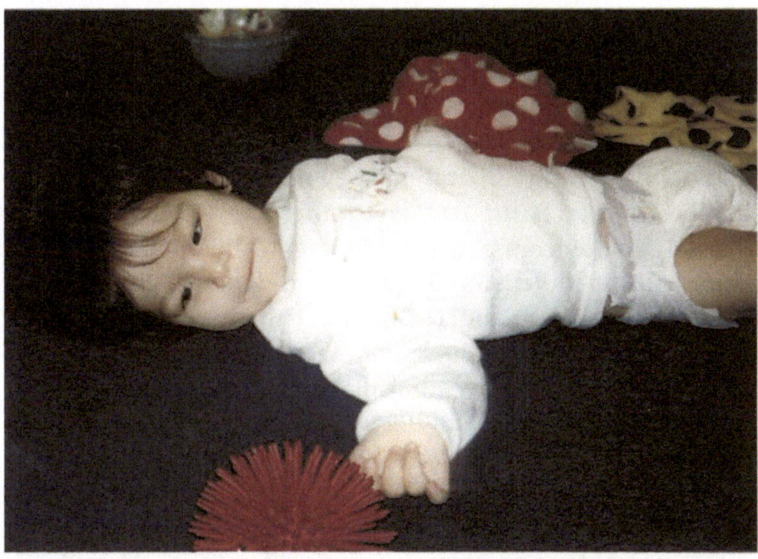

Abb. 40

Die Anfangssituation wird von allen Eltern als außerordentlich belastend empfunden.
Sie müssen lernen, zwischen unterschiedlichen, manchmal gegensätzlichen Meinungen und Anregungen ihren Weg zu finden. Sie müssen störende Einflüsse abwehren, und sich gelegentlich auch gegen die Ratschläge von Ärzten und Therapeuten stellen, die ihre elterliche Kompetenz und Verantwortung zu wenig respektieren.

Therapie der Zerebralparese

In diesen Zusammenhang gehört auch, daß die Frage der krankengymnastischen Behandlung oft sehr früh aufgeworfen wird. Den Eltern wird sowohl von Fachleuten als auch von Laien suggeriert, sie könnten eine mögliche Heilungschance für ihr Kind verpassen, wenn sie ihm nicht sofort neurophysiologische Frühtherapien nach der einen oder anderen Methode zukommen lassen.

Tatsächlich besteht kein Anlaß zu übertriebener Eile. Zunächst ist wichtig, daß die komplizierten Anfangsprobleme wenigstens teilweise überwunden werden und keine zusätzliche Unruhe entsteht.

Dennoch ist gerade im Fall eines Kindes mit Zerebralparese eine bestimmte Form der Physiotherapie empfehlenswert. Allerdings halte ich nichts von Methoden, die mit den Mitteln sanfter oder deutlicherer Gewalt arbeiten, wie beispielsweise die Methoden Vojta oder Doman. Nützlich sind dagegen Konzepte, die an den Fähigkeiten des Kindes anknüpfen und ihm erlauben, seine Bewegungsmöglichkeiten besser kennen, nutzen und erweitern zu lernen – entsprechend seinem wachsenden Interesse an der Umwelt.

Da Kinder mit Zerebralparese aufgrund ihrer Schädigung von Anfang an ganz eigenartige Bewegungstrategien haben und in ihrer motorischen Entwicklung Umwege machen, brauchen sie eine physiotherapeutische Begleitung und je nach Form der Beeinträchtigung besondere technische Hilfsmittel.

Das wichtigste Ziel ist es, daß das Kind lernt, trotz seiner Beeinträchtigung Aktivitäten zu entwickeln und selbstgesetzte Ziele zu erreichen. Unter diesem wichtigen Gesichtspunkt der Förderung kognitiver und motorischer Zielstrebigkeit steht nicht die Frage im Vordergrund, ob die dafür notwendigen Bewegungen in „spastischer" oder „normaler" Form stattfinden. Die spastischen Bewegungsmuster können mit Hilfe bestimmter Körperhaltungen günstig beeinflußt aber nicht dauerhaft verändert werden. Diese Einsicht steht gegen den verständlichen Wunsch der Eltern, daß ihr Kind „normale" Bewegungen lernen möge und gegen die falschen Versprechungen vieler Therapeuten. Für die Eltern können zusätzliche Fragen dadurch entstehen, daß ihr zerebralparetisches Kind in dem Maße Probleme zeigt, wie seine Aktivität, Schnelligkeit und Geschicklichkeit zunimmt. Da die neuen Probleme im Kontrast zu den gleichzeitigen Fortschritten stehen, neigen

Eltern dazu, das eine auf eine nützliche und das andere auf eine unzureichende Therapie zurückzuführen. Tatsächlich aber handelt es sich um eine Verlaufsform der Zerebralparese, die ihr Bild wandelt, besonders stark in den ersten vier Lebensjahren.

Da sich einem Kind mit Zerebralparese Bewegungsabläufe, die aus der normalen Bewegungsentwicklung entliehen sind, nicht „einschleifen" lassen, nützen auch die Übungen und Methoden nicht, die sich diesem Ziel verschrieben haben. Solche Übungen passen nicht in das bereits anders funktionierende Bewegungssystem, sie wirken deshalb keinesfalls heilsam, allenfalls entmutigend. Für die funktionellen Bewegungen ist es wichtig, daß dem Kind dabei geholfen wird und es später selbst lernt, seine störenden Bewegungen zu „überlisten".

Es ist nicht möglich, die vom Gehirn her gestörte Spannung der Muskulatur und die unwillkürlich überschießenden Bewegungen therapeutisch nachhaltig zu beeinflussen.
Das therapeutische Ziel besteht vielmehr darin, dem Kind Möglichkeiten, Strategien und Hilfsmittel anzubieten, die ihm erlauben, seine Störung optimal auszugleichen.

Häufig sind dabei kompensatorische Hilfen wie Schienen, Sitz- oder Stehhilfen erforderlich. Manchmal muß ein Kind mit bestimmten Formen der Zerebralparese aufgerichtet werden, weil seine Bewegungsmöglichkeiten in der Horizontalen viel geringer sind als in der Vertikalen. Daher ist die künstliche Vertikalisierung, die jedoch erst im zweiten und dritten Lebensjahr zur Diskussion steht, für das Kind hilfreich. Sie ermöglicht nicht nur eine teilweise Überwindung der blockierenden spastischen Bewegungsmuster, sondern damit auch neue Möglichkeiten des Lernens.

Beispielsweise kann ein Säugling, dessen Muskelspannung sehr hoch ist, seine Arme und Hände dann am leichtesten bewegen, wenn er in die Seitenlage oder in eine sichere, halbsitzende, umfassend abgestützte Position gebracht wird.

Erst so kann es ihm gelingen, seine Hände zu öffnen, vielleicht mit seinen Händen oder einem Spielobjekt zu spielen oder sein Gesicht anzufassen. Aber diese Position muß, so nützlich sie ist, auch gewechselt werden, weil ihr Nachteil für das Kind darin liegt, daß es den Kopf so nur eingeschränkt bewegen kann. Das ist sehr viel besser möglich, wenn ihm die Rückenlage als die sicherste Ausgangspostition zur Verfügung steht. In dieser Grundposition eines jeden Neugeborenen kann es den Kopf sehr viel freier bewegen und drehen, seine Augen herumwandern lassen, seinen Rumpf mit Hilfe von Schlängelbewegungen aktivieren, die bald auch den ersten selbstinitiierten, natürlich noch geringfügigen Platzwechsel ermöglichen, ebenso das Strampeln oder vielleicht auch das Aufstellen einer Fußsohle auf der Unterlage, das die erste Voraussetzung für ein späteres Sichdrehen sein kann.

In Bauchlage dagegen muß sich der Säugling steif machen, um seinen Kopf mit Hilfe der Streckspannung von der Unterlage abzuheben. Die Hände sind dabei stark gefaustet, oft verklemmt er sie nach kurzer Zeit unter der Brust. Diese Lage wird ihm rasch zur Zwangslage und sie bietet keinerlei Spielraum für das in Rückenlage eben mögliche selbständige Ausprobieren, Betrachten, Tasten, Greifen und Spielen. Leider wird die Bauchlage immer noch häufig von Krankengymnasten und Ärzten vorgeschlagen. Das geschieht in der Annahme, so würden sich eine bessere Kopfkontrolle und Hüftgelenksbildung entwickeln.

Bei manchen Kindern läßt sich die Streckspannung durch die Beugehaltung im Sitzen reduzieren.

Deshalb kann das künstliche, gestützte Aufgesetztwerden nützlich sein; es sollte in einem bestimmten Entwicklungsalter erwogen werden, wenn absehbar ist, daß diese Stufe nicht selbständig erreicht wird. Dieses Aufgesetztwerden kann nicht das therapeutische Ziel „Sitzenlernen“ verfolgen, vielmehr ermöglicht es bestimmten Kindern, ihre Arme und Hände leichter zu bewegen und funktional zu benutzen.

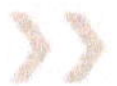

Das Liegen in der Seitenlage kann von einem Corpomed-Kissen oder einem Dinkelkissen unterstützt werden. Diese Lagerung ist entspannend, doch ist der Säugling in der Beweglichkeit seines Kopfes eingeschränkt. Das gestützte Sitzen kommt erst im zweiten Lebensjahr in Frage und wird hier deshalb nur angedeutet. Wichtig ist, daß es eine Fußstütze gibt, auf der das Kind seine Fußsohlen aufsetzen kann. Für das gestützte Aufsetzen, kann ein Autositz angeboten werden, der mit einem Brustgurt versehen ist. Die Beine sollten leicht gegrätscht sein, um die Becken- und Rumpfhaltung mit einer breiteren Basis zu unterstützen, ferner zur Stabilisierung der Hüftgelenke. Es kann dafür ein kleiner Keil oder eine Erhöhung in der Sitzfläche angebracht werden.[6]

Das sind recht einfache Hilfestellungen, die kaum den anspruchsvollen Namen „Therapie“ verdienen, jedoch für Kind und Eltern von großem Nutzen sein können. Solche Hilfen und die richtigen Zeitpunkte, zu denen sie angeboten werden müssen, erfordert von den Therapeuten ein gewisses Maß an fachlicher Erfahrung, das den Verzicht auf alle unnötigen therapeutischen „Dauerrituale“ erlaubt.

6 Dazu kann man das in den Literaturempfehlungen auf S. 118 angegebene Buch von Renate Holtz lesen.

Der Säugling mit Zerebralparese braucht keine muskulären Kräftigungsübungen, auch wenn sein Muskeltonus schlaff ist. Solche Übungen können niemals die eigenmotivierte Aktivität ersetzten.

Deshalb ist es richtig, dem Kind solche Ziele vorzugeben, die genau auf sein Können und das selbständige Erlernen des nächsten Entwicklungsschrittes abgestimmt sind. Dazu gehört die Möglichkeit des Experimentierens und Mißlingens, des Ausführens, Variierens und Erweiterns. Welches der nächste, gelegentlich noch so unscheinbare Entwicklungsfortschritt sein wird, können Eltern nicht immer wissen. Therapeuten aber sollten es wissen und im Therapieraum Anregungen geben, die ein wenig über das momentane Können des Kindes hinausweisen. Sie sollten ihm also keine übergroßen, unerreichbaren Anforderungen stellen, wohl aber solche, für deren Erreichen das Kind auf seinem jeweiligen Entwicklungsstand einige Anstrengung und eventuell auch eine Reihe von Fehlversuchen auf sich nehmen muß. Das geschieht nicht über die Hände des Therapeuten, sondern mit Hilfe genau abgestimmter räumlicher Arrangements. Das Üben und Aneignen solcher neuer Fähigkeiten findet dann vor allem in der häuslichen Umgebung statt.

Eine Behandlung kann die vorhandenen Symptome nicht auslöschen, da die Ursachen nicht wirklich behoben werden können.

Deshalb muß sich das therapeutische Vorgehen an den vorhandenen Fähigkeiten des Säuglings orientieren, um sie zu stärken und kompensatorisch zu nutzen. Diese Therapie gewinnt ihre Stärke aus der Beschränkung der Ziele: aus dem Wissen, daß die gestörten Bewegungsabläufe in ihrer Funktion verbessert werden können – das Ziel der Normalität aber nicht erreicht werden kann.

Leseempfehlungen

Monika Aly, Götz Aly, Morlind Tumler: Kopfkorrektur oder Der Zwang gesund zu sein. Ein behindertes Kind zwischen Therapie und Alltag. Rotbuch, Hamburg 1991

Bewährtes Spiel- und Fördermaterial für Kinder mit schweren und mehrfachen Behinderungen. Ein Erfahrungsaustausch zwischen Eltern, Betreuern und Gestaltern. Hrsg. : Eltern helfen Eltern e. V. in Berlin-Brandenburg. Zu bestellen: Eltern helfen Eltern e. V. Fachgruppe Spiel-Zeug, Schottstraße 6, D-10365 Berlin

Christy Brown: Mein linker Fuß. Diogenes, Zürich 1995

Rosemary Crossley und Anne Mc Donald: Annie – Licht hinter Mauern. Die Geschichte der Befreiung eines behinderten Kindes. Piper, München 1990

Adriano Ferrari, Giovanni Cioni (Hrsg): Infantile Zerebralparese. Spontaner Verlauf und Orientierungshilfen für die Rehabilitation. Springer, Berlin, Heidelberg, New York Tokyo 1998

Nancy Finnie: Hilfe für das cerebral gelähmte Kind. Otto Maier, Ravensburg 1980

Inge Flehmig: Normale Entwicklung des Säuglings und ihre Abweichungen. Thieme, Stuttgart 1987

Renate Holtz: Therapie- und Alltagshilfen für zerebralparetische Kinder. Richard Pflaum, München 1997

Hans G. Schlack: Interventionen bei Entwicklungssstörungen. Monatsschrift Kinderheilkunde 142 (1994) S. 180–184. Springer, Berlin, Heidelberg, New York, Tokyo

Hans G. Schlack, Remo H. Largo, Richard Michaelis, Gerhard Neuhäuser, Barbara Orth (Hrsg): Praktische Entwicklungsneurologie. Hans Marseille, München 1994

Hans-Michael Straßburg, Winfried Dacheneder, Wolfram Kreß: Entwicklungsstörungen bei Kindern. Grundlagen der interdisziplinären Betreuung. Gustav Fischer, Stuttgart 1997

Bert C. L. Touwen: Pränatale und frühe postnatale motorische Entwicklung und ihre Bedeutung für die Früherkennung von Entwicklungsstörungen. Monatsschrift Kinderheilkunde 141 (1993) S. 638–642. Springer, Berlin, Heidelberg, New York Tokyo

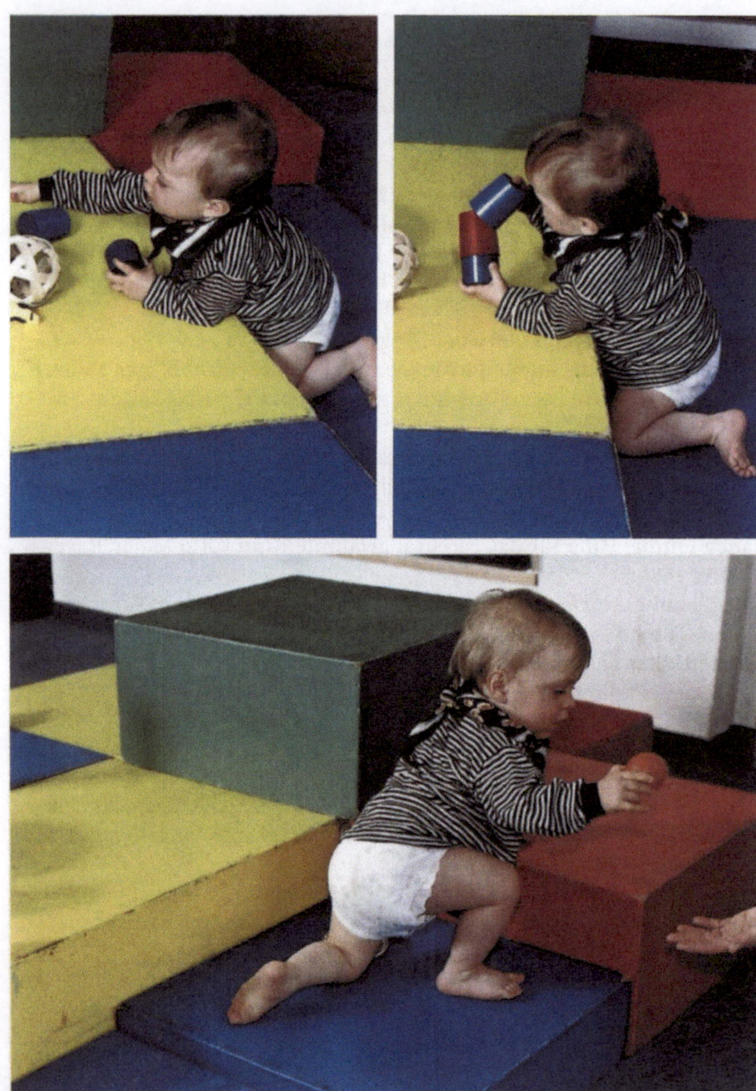

Abb. 41 bis 43. Eine Diagnostik kann durch die Beobachtung des Spiels und der Bewegung – wie im Fall der 15 Monate alten Lea – gestellt werden

4 Zwischen Hoffnung und Ungewissheit

Diagnostische Verfahren

Kriterien der Entwicklung

Ein wirklich genaues Urteil über die komplexen Entwicklungsvorgänge im Gehirn läßt sich allein aus der Beobachtung des Säuglings gewinnen, aus der Analyse seiner spontanen Aktivität und seiner Antwort auf bestimmte Anforderungen.

Aber auch diese Beobachtungen sind im frühen Säuglingsalter nur Momentaufnahmen, deren Interpretation oft kaum möglich ist und immer von der Erfahrung und der persönlichen Sichtweise des einzelnen Kinderarztes und Physiotherapeuten abhängt. Eltern, die ihr Sorgenkind mehreren Fachleuten vorstellen, werden deshalb mit recht unterschiedlichen Meinungen, Urteilen und Prognosen konfrontiert werden.

Zwar kann man das Gehirn mit Hilfe apparativer Techniken – wie der Elektroenzephalographie (EEG), der Computertomographie (CT), der Kernspintomographie (MRT) oder dem Röntgenverfahren – untersuchen, im allgemeinen sind aber die Resultate in dieser Phase nur bedingt aussagekräftig. Sie lassen abweichende Anlagestrukturen des Gehirns und der Schädelknochen sichtbar werden, ebenso Tumore; möglicherweise läßt sich auch die Bereitschaft zu Krampfanfällen erkennen. Die Untersuchungen können also wichtig und lebensnotwendig sein; sichere Rückschlüsse auf die vorhandenen und künftigen Fähigkeiten des Kindes erlauben sie nicht.

Ärzte und auch Freunde verweisen gelegentlich auf Entwicklungstabellen, denen manchmal eine beruhigende, manchmal eine beunruhigende Rolle zukommt. Am häufigsten benutzen deutsche Kinderärzte das in den USA entwickelte Denver-Entwicklungs-Screening, mit dessen Hilfe Auffälligkeiten hinsichtlich der Groß- und Feinmotorik, der Sprache, der sozialen Fähigkeiten im Säuglings- und Kleinkindalter überprüft werden. Dieser Test ist mit einiger Routine wenig zeitaufwendig und gibt dem Kinderarzt einen Überblick, der sich leicht dokumentieren und beim nächsten Besuch vergleichend heranziehen läßt. Aufwendiger ist die von Theodor Hellbrügge und anderen entwickelte Münchner Funktionelle Entwicklungsdiagnostik (MÜFED), die im erweiterten Testverfahren auch noch im zweiten und dritten Lebensjahr angewendet wird.

Beide Testverfahren sind im Grunde unbefriedigend, da sie nur auf die groben „Meilensteine" der Entwicklung abheben. Nicht zuletzt deshalb gewinnt der Beobachtungsbogen des Budapester Pikler-Instituts auch in Deutschland zunehmend an Bedeutung. Auf der Grundlage jahrzehntelanger Erfahrung wurde er von Judith Falk entwickelt und zeichnet sich durch die Breite der als normal definierten Entwicklung aus. Er lenkt den Blick auf die wichtigen Übergangsbewegungen und Zwischenstadien der frühkindlichen Entwicklung und auf die alltäglichen Verrichtungen. Das macht die Eltern auf Einzelheiten in der Entwicklung ihres Kindes aufmerksam, die ihnen sonst vielleicht entgehen würden. Daher wird der Falk-Beobachtungsbogen (in der dt. Version von Kryso Kosmalla und Hans-Michael Straßburg) in dieses Buch aufgenommen:

Frühkindliche Entwicklungsschritte nach dem Budapester Beobachtungsbogen

Bewegungsentwicklung	3%	75%	97%
• Dreht sich auf die Seite	3 Mon.	5 Mon.	7 Mon.
• Dreht sich auf den Bauch	4 Mon.	6 Mon.	8 Mon.
• Dreht sich auf den Bauch und zurück	4 Mon.	7 Mon.	9 Mon.
• Rollt sich	6 Mon.	9 Mon.	10 Mon.
• Kriecht auf dem Bauch	7 Mon.	11 Mon.	13 Mon.
• Erhebt sich in halbsitzende Positionen	8 Mon.	10 Mon.	14 Mon.
• Setzt sich auf	9 Mon.	13 Mon.	16 Mon.
• Spielt sitzend	10 Mon.	14 Mon.	17 Mon.
• Setzt sich auf ein Stühlchen	12 Mon.	17 Mon.	21 Mon.
• Krabbelt auf Knien und Händen	8 Mon.	13 Mon.	16 Mon.
• Kniet auf	9 Mon.	12 Mon.	15 Mon.
• Steht – sich festhaltend – auf	9 Mon.	14 Mon.	16 Mon.
• Unternimmt – sich festhaltend – Schritte	10 Mon.	14 Mon.	17 Mon.
• Steht frei auf	12 Mon	17 Mon.	21 Mon.
• Unternimmt erste freie Schritte	12 Mon.	17 Mon.	21 Mon.
• Geht sicher	13 Mon.	18 Mon.	21 Mon.
• Steigt Treppen im Nachstellschritt	15 Mon.	24 Mon.	27 Mon.
• Steigt Treppen im Schrittwechsel	24 Mon.	30 Mon.	33 Mon.

Verhalten während der Pflege, des Fütterns und des Essens	3%	75%	97%
• Öffnet bei Berührung mit dem Löffel den Mund	2 Mon.	4 Mon.	5 Mon.
• Öffnet beim Anblick des Löffels den Mund	3 Mon.	6 Mon.	7 Mon.
• Kann mit dem Löffel regelrecht gefüttert werden	5 Mon.	9 Mon.	13 Mon.
• Versucht selbständig zu essen	12 Mon.	18 Mon.	21 Mon.
• Ißt selbständig mit dem Löffel	15 Mon.	21 Mon.	24 Mon.
• Legt die Hände an die Flasche	4 Mon.	7 Mon.	9 Mon.

Verhalten während der Pflege, des Fütterns und des Essens	3%	75%	97%
• Hält die Flasche und neigt sie	5 Mon.	10 Mon.	15 Mon.
• Trinkt selbständig aus einem Glas	6 Mon.	12 Mon.	17 Mon.
• Knabbert	7 Mon.	10 Mon.	17 Mon.
• Kaut regelrecht und gründlich	13 Mon.	21 Mon.	24 Mon.
• Entspannt sich	1 Mon.	2 Mon.	4 Mon.
• Wirkt bei der Pflege mit, reagiert z. B. auf Ansprache	3 Mon.	6 Mon.	10 Mon.
• Planscht im Bad mit den Händen	4 Mon.	8 Mon.	18 Mon.
• Hilft, z. B. beim An- und Ausziehen	5 Mon.	8 Mon.	21 Mon.
• Regt ein Spiel an	6 Mon.	15 Mon.	18 Mon.
• Schlüpft mit Armen/Beinen in Kleidungsstücke hinein und heraus	–	–	27 Mon.
• Zieht einige Kleidungsstücke aus	10 Mon.	21 Mon.	30 Mon.
• Fängt an sich zu waschen	13 Mon.	21 Mon.	36 Mon.
• Wäscht die Hände	21 Mon.	27 Mon.	36 Mon.
• Zieht einige Kleidungsstücke an	24 Mon.	30 Mon.	36 Mon.
• Knöpft auf	24 Mon.	30 Mon.	–
• Zieht die Schuhe an	27 Mon.	36 Mon.	–

Geistige Entwicklung, Augen-Hand-Koordination, Hantier- und Spieltätigkeit	3%	75%	97%
• Folgt mit den Augen	1 Mon.	2 Mon.	3 Mon.
• Betrachtet seine Hand	1 Mon.	4 Mon.	5 Mon.
• Spielt mit seinen Händen	3 Mon.	4 Mon.	5 Mon.
• Versucht Gegenstände zu erreichen	4 Mon.	5 Mon.	6 Mon.
• Greift zielsicher, faßt an	4 Mon.	6 Mon.	7 Mon.
• Hebt einen Gegenstand unaufgefordert auf	5 Mon.	6 Mon.	8 Mon.
• Hantiert variabel mit einem Gegenstand	6 Mon.	8 Mon.	9 Mon.

Geistige Entwicklung, Augen-Hand-Koordination, Hantier- und Spieltätigkeit	3%	75%	97%
• Schlägt im Spiel zwei Gegenstände zusammen	7 Mon.	9 Mon.	11 Mon.
• Steckt zwei Gegenstände ineinander	8 Mon.	11 Mon.	14 Mon.
• Hantiert mit mehreren Gegenständen	9 Mon.	14 Mon.	17 Mon.
• Baut	10 Mon.	21 Mon.	27 Mon.
• Spielt Rollenspiele allein	15 Mon.	24 Mon.	27 Mon.
• Spielt Rollenspiele mit anderen Kindern	21 Mon.	27 Mon.	30 Mon.
• Regt Rollenspiele mit anderen Kindern an	21 Mon.	30 Mon.	33 Mon.
Entwicklung des Sprachverständnisses sowie des Sprechens	**3%**	**75%**	**97%**
• Achtet auf den Sprechenden	1 Mon.	2 Mon.	3 Mon.
• Formt den Mund auf Ansprache, lächelt	2 Mon.	3 Mon.	4 Mon.
• „Antwortet" fortlaufend	3 Mon.	5 Mon.	8 Mon.
• „Versteht" Worte während der Pflege	5 Mon.	9 Mon.	11 Mon.
• „Versteht" Worte außerhalb der Pflege	8 Mon.	12 Mon.	18 Mon.
• Ist mit Worten zu leiten	12 Mon.	21 Mon.	24 Mon.
• Gibt Laute von sich	1 Mon.	3 Mon.	5 Mon.
• Lallt	2 Mon.	3 Mon.	11 Mon.
• Lallt mit Silben	5 Mon.	8 Mon.	24 Mon.
• Gebraucht Worte	12 Mon.	18 Mon.	27 Mon.
• Gebraucht Zweiwortsätze	14 Mon.	24 Mon.	30 Mon.
• Gebraucht erweiterte Sätze	18 Mon.	27 Mon.	30 Mon.
• Gebraucht zusammengesetzte Sätze	21 Mon.	27 Mon.	–
• Spricht fließend und verständlich	21 Mon.	36 Mon.	–

Neben der Prüfung anhand dieser oder anderer Tabellen wird der Kinderarzt bei den Vorsorgeuntersuchungen Reflexe und seine Reaktionen auf motorische Anpassung im Raum prüfen.

Verläuft die Entwicklung regelrecht, dann verschwinden die frühkindlichen Reflexe zunehmend im Verlauf der ersten Lebensmonate. Es handelt sich z.B. um den Greif-, Galant- und Mororeflex, die das Neugeborene im Uterus und während der Geburt brauchte, um sich festzuklammern, hinauszuschlängeln und kräftig Luft zu holen. Ferner wird häufig die Kopf- und Rumpfkontrolle überprüft, und zwar in der Weise, daß der Säugling an den Händen zum Halbsitzen hochgezogen wird. Bei diesem sog. Traktionsversuch kann der Kinderarzt feststellen, ob das Baby seinen Kopf schon „mitnimmt", seine Arme aktiv beteiligt und sich seine Beine dieser Bewegung anpassen. Da es sich um ein Verfahren handelt, das ausschließlich dem Zweck der Unter-suchung dient, soll dieses Hochziehen auf keinen Fall zu Hause „geübt" werden.

Einige Kinderärzte benutzen zur Überprüfung der motorischen Entwicklung die Lagereaktionen nach Vojta. Der Säugling wird dabei in sieben unterschiedlichen, genau festgelegten Positionen in der Luft bewegt – oft sehr abrupt, um seine „spontanen Reaktionen und Anpassungsleistungen" deutlicher erkennen zu können. Aus dieser Untersuchung werden dann diagnostische Schlüsse gezogen und möglicherweise therapeutische Schritte abgeleitet. Das Verfahren gilt allerdings als fragwürdig, da der Säugling dabei fast immer weint und während der für ihn in jeder Weise erschreckenden Aktion Probleme zeigt, die er normalerweise nicht hat. Außerdem sind Reflexe nach der Ansicht des niederländischen Neuropädiaters Bert C. L. Touwen die „am wenigsten aussagenden Aktivitätsphänomene des Nervensystems" (Touwen) und ihr diagnostischer Wert deshalb gering.

Manche Säuglinge zeigen etwa im vierten Lebensmonat vorübergehende motorische Probleme, ein sog. Durchgangssyndrom, das nicht selten falsch als Verdacht auf Zerebralparese diagnostiziert wird.

Ebenso gibt es Säuglinge, deren Gleichgewichtssystem noch so unreif ist, daß sie geradezu panisch auf jede Lageveränderung reagieren, besonders dann, wenn sie – wie im Fall der Lagereflexe nach Vojta – den Boden entzogen bekommen. Aus solchen Untersuchungen folgen Fehldiagnosen. Sie beunruhigen verständlicherweise die Eltern und führen zur Verordnung einer sog. Frühtherapie. Da dafür kein wirklicher Grund vorliegt, wird dieser Therapie dann zugute gehalten, was sich ohnehin entwickelt, oder anders gesagt: „ausgewachsen" hätte.[7]

Die umfassende Beobachtung

Für die Diagnostik, vor allem aber für die Prognose, ist die differenzierte Beobachtung des Säuglings nach Pikler, also die Analyse winziger Entwicklungsübergänge, hilfreich.

So sagt es relativ wenig, wenn der Untersucher mittels des eigenen Daumens den Greifreflex des Säuglings auslöst; viel interessanter ist die distanzierte Beobachtung beispielsweise der Hand. Ist das Kind schon in der Lage, sie anzugucken? Geschieht das noch seitlich, oder kann es die Hand zum Zweck des Betrachtens schon über das Gesicht halten? Kann es dabei die Hand öffnen und schließen, kann es bereits einzelne Finger bewegen?

Ebenso kann auch die Kopfkontrolle ohne störende diagnostische Invasion, sondern in ganz normaler Rückenlage beobachtet werden. Kann der Säugling den Kopf frei bewegen,

7 Zur wissenschaftlichen Kritik an der diagnostischen Aussagefähigkeit der Lagereflexe nach Vojta werden Leseempfehlungen auf S. 139 gegeben.

indem er mit den Augen ein Spielzeug verfolgt, ohne den Rumpf mitzudrehen? Kann er seinen Kopf schon in der Mittellinie halten und das Gesicht von Eltern oder Untersucher betrachten?

Dieses Untersuchungsverfahren ist für den Säugling schonend und es ist genau.

Es erfaßt nicht allein die normgerechte Mechanik einer Bewegung, sondern auch die innere Beteiligung des Kindes, seine Lebhaftigkeit und Neugierde. Es lenkt den Blick nicht allein auf die Funktion, sondern auch auf die Qualität der Bewegung. Bewegt sich ein Kind unsicher und angespannt, oder sind seine Bewegungen sicher, unangestrengt, rund und harmonisch? So erschließt sich für Ärzte und Therapeuten, aber auch für die Eltern ein Gesamtbild kognitiver und motorischer Fähigkeiten – und möglicher Probleme. Diese Art diagnostischen Sehens, das auch die kleinsten Übergangsbewegungen wichtig nimmt, hilft besonders in der Beurteilung solcher Kindern, die sich sehr langsam oder auch stark verzögert entwickeln.

So gesehen sind die üblichen Fragen – ob sich der Säugling schon dreht, schon sitzt oder steht – unwichtig. Sie sind zu grob und wenig aussagekräftig. Das im Sinne einiger Entwicklungstabellen „rechtzeitige Erreichen" der Meilensteine ist nicht zwangsläufig der Beweis dafür, daß die gesamte Entwicklung regelrecht verläuft. Vielmehr kommt es auf die Qualität der Bewegungen an, auf ihre unangestrengte Ökonomie, auf die Motivation und die Zielgerichtetheit. Deswegen ist es besonders problematisch, die Motorik einseitig therapeutisch zu fördern, wenn sich ein Kind geistig relativ langsam entwickelt. Das stört die Harmonie von Körper und Geist, weil die Bewegungsstimulation fast zwangsläufig zur Diskrepanz zwischen körperlicher Agilität und mental gewollten Zielen führt. Das gilt beispielsweise für Kinder mit einem Down-Syndrom, die eben ihre Zeit brauchen, die jedoch die notwendigen Bewegungen auf jeden Fall lernen.

Entsprechend vage fallen die Begründungen für Therapieverordnungen aus: Entwicklungsrückstand, Entwicklungsretardierung, motorische Retardierung, Hypotonus, Verdacht auf Zerebralparese lauten die einschlägigen Diagnosen. Das klingt genauer, als es ist, kann aber nur selten exakter formuliert werden.

Manche Kinderärzte verordnen sehr schnell eine „Therapie auf neurophysiologischer Grundlage", das verlagert die Verantwortung und gibt den Eltern das Gefühl, es werde etwas getan. Auf die Frage, wie denn diese Therapie vonstatten gehe, bekommen Eltern dann die Antwort, bei der Bobath-Therapie spiele der Ball eine gewisse Rolle, und es werde insgesamt eher spielerisch auf die Bedürfnisse des Kindes eingegangen; dagegen sei die Vojta-Therapie zunächst unangenehmer, weil der Säugling in Zwangslagen gebracht werde und anfangs schreie, was sich jedoch mit der Zeit geben würde. Hartnäckige Frager erhalten am Ende möglicherweise die Antwort, auch wenn die Therapie vielleicht nicht viel nütze, so schade sie doch keinesfalls, außerdem helfe sie, Schlimmeres zu verhüten.

Gängige therapeutische Methoden

Die derzeit in Deutschland gebräuchlichsten therapeutischen Methoden heißen „Bobath" und „Vojta". Auch wenn Behandlungen und Vorgehensweise sehr unterschiedlich sind, gibt es durchaus Gemeinsamkeiten: Beide Methoden stellen die normale Bewegung als mehr oder weniger erreichbares Therapieziel in Aussicht und folgen der Vorstellung, daß man durch Bewegungsförderung und gezielte Übungen, durch die Wiederholung und Kräftigung des „Richtigen" die normale Bewegung anbahnen („fascilitieren") könne. Ein weiteres gemeinsames Ziel ist das Erarbeiten einer besseren Haltungskontrolle, beispielsweise des Kopfes, und die Normalisierung des Muskeltonus, der zu hoch (Hypertonus) oder zu niedrig (Hypotonus) sein kann.

Die therapeutische Hoffnung beider Methoden besteht darin, dem geschädigten Gehirn mit Hilfe der von außen her „angebahnten" Bewegungsabläufe jene Kompetenzen zurückzugeben, die ihm sonst für die normale Bewegungsentwicklung fehlen würden. Das soll mit Hilfe der nicht geschädigten Teile des Gehirns und deren bei jedem Menschen vorhandenen nicht ausgeschöpften Möglichkeiten geschehen. Sie sollen durch das therapeutisch wiederholende Training mobilisiert werden und dann die Funktionen übernehmen, die normalerweise in anderen Zonen der Großhirnrinde angesiedelt sind, aber dort infolge einer Schädigung nicht wahrgenommen werden können.

Dieser konzeptionelle Ansatz findet in den Ergebnissen der wissenschaftlichen Neurologie keine Stütze. Eine Behandlung kann die hirnorganisch verursachten Bewegungs- und andere Störungen nicht wirklich korrigieren – das gesamte Konzept der „Anbahnung" ist neurophysiologisch nicht haltbar. Das einzige, was Therapie vermag, ist die Kompensation einer bestimmten Hirnschädigung mit Hilfe der jeweils besten Anpassungslösung. Auch das verleiht therapeutischen Strategien einen Sinn, nur ist er eben bescheidener als das immer noch häufig wirklichkeitsferne Versprechen einer Heilung, die darauf zielt, spastische Bewegungsmuster in normale zu verwandeln.[8]

Therapie nach Bobath

Diese krankengymnastische Behandlung beruht auf dem neurophysiologischen Konzept der Krankengymnastin Berta Bobath (1907–1991) und ihres Ehemannes, dem Neurologen

8 Zur Kritik der übertreibenden therapeutischen Ziele bestimmter krankengymnastischer Methoden werden Leseempfehlungen auf S. 139 gegeben.

Karel Bobath (1906–1991). Berta Bobath entdeckte bei der Behandlung erwachsener Patienten, die aufgrund eines Schlaganfalls eine Halbseitenlähmung erlitten hatten, daß deren Spastik durch bestimmte Manipulationen und Lageveränderungen günstig beeinflußt werden kann. Die Schweizer Kinderneurologin Elsbeth Köng und die Krankengymnastin Mary Quinton übertrugen diese Behandlungsmöglichkeit Ende der fünfziger Jahre auf Säuglinge und kleine Kinder mit neurologischen Schädigungen. Wie in der Erwachsenenbehandlung durch Berta Bobath, die ebenfalls begann Kinder zu behandeln, entdeckten Köng und Quinton, daß man über bestimmte Schlüsselpunkte des Körpers – das sind beispielsweise Schultergelenk, Brustbein oder Becken – den Spannungszustand in den Armen, Beinen und auch dem Rumpf beeinflussen und regulieren kann, und zwar in ganz unterschiedlichen Positionen. Sie fanden heraus, daß sich darüber auch Gleichgewichts- und Stellreaktionen anbahnen lassen, beispielsweise das Halten des Kopfes oder Abstützreaktionen von Armen und Beinen.

Das Neue und Besondere an dieser Methode war, daß begonnen wurde, in der Neurologie – sowohl bei Erwachsenen wie auch bei Kindern – mehr in Funktionsabläufen und -zusammenhängen zu denken. Berta Bobath ist es zu verdanken, daß sich das konzeptionelle physiotherapeutische Denken von der Behandlung isolierter Körperteile oder Muskeln hin zur Beeinflussung funktioneller Bewegungsabläufe entwickelt hat. Ihre Überlegungen gewannen in den sechziger Jahren auch Einfluß auf die Ergotherapie (Beschäftigungstherapie). Nancy Finnie setzte die Methode der Bobaths in praktische Hilfen für den Alltag bewegungsgestörter Kinder um.

Die Behandlungstechnik rief in den sechziger und siebziger Jahren große Hoffnungen hervor, nicht nur für Eltern, sondern gerade auch für Therapeuten, die nun meinten, ihnen seien die Mittel in die Hand gelegt, bestimmte Behinderungen zu beheben. Was jedoch therapeutisch im Therapieraum gelang, ließ sich deshalb noch lange nicht für den Alltag verfestigen. Die damalige Vorstellung von der Bobath-Therapie war mehr als heute von Übungen komplexerer Bewegungsabläufe im Therapieraum unter der exakten Führung therapeutischer Hände bestimmt. Das funktionierte in der Therapie mit erwachsenen Patienten, die an der Folge eines Schlaganfalls litten, gut. Schließlich ging es bei ihnen darum, mit dieser Methode bereits einmal vorhandene Fähigkeiten wieder zu aktivieren, im Unterschied zur Behandlung von Säuglingen und kleinen Kindern, die nicht auf bereits Erlerntes zurückgreifen können.

Über die Therapiesitzungen hinaus wurde und wird Eltern das in der Bobath-Sprache als „Handling" bezeichnet, gezeigt. Insbesondere,

- wie sie ihren Säugling langsam und vorsichtig aus der Rückenlage über die Drehung auf die Seite unter Einbeziehung des Kopfes hochnehmen können,
- wie sie ihren Säugling beim An- und Auskleiden langsam über die Seite auf den Bauch drehen können, so daß es ihm angenehm ist,
- wie sie ihren Säugling mit gespreizten Beinen und stabil gehaltenem Rumpf sicher tragen können, so daß er sich nicht verspannen muß, und
- daß alle Übergänge von einer Position zur anderen mit kleinen fließenden Drehbewegungen eingeleitet werden.

Den Eltern werden also all die Bewegungen, die für den Alltag wichtig sind, in der therapeutisch günstigeren Abfolge gezeigt. Das verhindert oder reduziert wenigstens die Möglichkeit, daß sich all zu viele Spannungen aufbauen, Spasmen „einschießen" und das Kind beeinträchtigen.

Säuglinge, die in ihrer Entwicklung verzögert sind, also keine zerebralen Bewegungsstörung haben, brauchen kein Bobath-Handling. Bei Kindern mit Down-Syndrom mit allgemeinen Entwicklungsretardierungen und rein körperlichen Behinderungen ist diese spezielle therapeutische Umgangsweise künstlich und überflüssig. Auch eine solche, insgesamt eher sanfte Technik kann durchaus Schaden anrichten. Sie ist an konkrete Indikationen gebunden. Wird sie ohne zureichenden Grund angewandt, so kann sie die intuitive Beziehung zwischen Mutter und Kind stören. Oft genug werden auch völlig gesunde Säuglinge der Bobath-Therapie und dem Bobath-Handling ausgesetzt. Das bedeutet für die Eltern überflüssige Sorgen – schließlich müssen zur Begründung der Therapie Gefahren ausgemalt werden, die es nicht gibt. Für den Säugling bedeuten unnötige therapeutische Maßnahmen eine Einengung seiner spontanen und selbstgewollten Bewegungsaktion.

Die Bobath-Methode, die ursprünglich sehr dogmatisch gehandhabt wurde, wird seit einigen Jahren von zunehmend mehr Therapeuten offener angewandt.

Sie gibt der spontanen Bewegungsentwicklung mehr Raum, auch der gestörten, und sie berücksichtigt heute sehr viel mehr als früher die Probleme der Wahrnehmung. So hat sich aus einem ursprünglich starren Schema mit der Zeit ein relativ flexibles therapeutisches Grundgerüst herausgebildet, das eine zurückhaltende und individuelle therapeutische Begleitung sensomotorischer Probleme erlaubt. Der einst sehr starke Glaube, die Therapie sei immer dann erfolgreich, wenn sie rechtzeitig angewandt werde, ist einer realistischen und bescheidenen Beurteilung der Möglichkeiten und Grenzen gewichen. Dazu gehört auch die Betonung der pflegerischen Seite, die das Bobath-Konzept von dem nach Vojta so deutlich unterscheidet. Es geht beispielsweise um die Behandlung von angeborenen und erworbenen muskulären Verkürzungen oder Gelenkfehlstellungen. Auch Lagerungshilfen für die Nacht und praktische Hinweise für den Alltag gehören dazu. Ein guter Bobath-Therapeut zeichnet sich immer durch den Blick für praktische und passende Hilfsmittel aus.

Es gibt Therapeuten, die wesentlich aktiver sind als der Säugling selbst. Sie üben prinzipiell das, was der Säugling noch nicht kann, möglichst schon den nächsten und übernächsten Schritt. So werden Entwicklungsstufen ohne jeden Grund vorweggenommen, die in den meisten Fällen mit etwas Geduld auch von alleine erreicht worden wären. Damit wird dem Kind die Freude an der eigenen Leistung und Entdeckung genommen, dem Therapeuten aber ein Erfolg zugerechnet, der ihm nicht gebührt.

Andererseits greifen erfahrene und auch selbstkritische Bobath-Therapeuten zunehmend weniger in die Entwicklungsprozesse des Kindes ein. Sie gehen dazu über, den Eltern weitgehend begleitend und beratend zur Seite zu stehen. Diese Art der Behandlung, die auf die Benutzung der Hände ver-zichtet, kann für den Säugling ausgesprochen entwicklungsfördernd und für die Eltern hilfreich sein.

Ungeeignete Therapiemethoden

Vojta

Václav Vojta (1917-2000) arbeitete bis zu seiner Pensionierung im Kinderzentrum München als Kinderarzt, begründete ein Diagnose- und Therapieverfahren für zerebrale Bewegungsstörungen und bildete viele Krankengymnasten und Ärzte in der nach ihm benannten Methode aus. Daraus entstand neben der Konzeption der beiden Bobaths die zweite in Deutschland einflußreiche Schule neurophysiologischer Frühtherapie.

Die Behandlungsmethode besteht in der Stimulation komplexer Bewegungsmuster, die als genetisch vorgegeben und für die Entwicklung als unverzichtbare Basis der statomotorischen Entwicklung angesehen werden. Obwohl sie sich normalerweise erst an der Wende vom ersten Lebenshalbjahr zum zweiten zeigen und für das Kind dann funktional sind, kann man solche angeborenen Bewegungsmuster schon beim Neugeborenen künstlich auslösen. Das geschieht mit einer bestimmten Druckreizung der Brustzone, die einen kompletten, reflexkoordinierten Bewegungsablauf zur Folge hat. Der Säugling dreht seinen Kopf zur anderen Seite, zieht seine Beine an den Bauch und beginnt, sich vom Rumpf aus zu drehen –

und dies in einem Alter, in dem er sich längst noch nicht drehen kann.

In diesem frühkindliche Reflexphänomen sehen Anhänger die Methode Vojta die naturwissenschaftliche Grundlage dafür, Bewegungsabläufe zerebralgeschädigter Kinder mit Hilfe bestimmter Griffe zur Aktivierung von Muskelketten zu normalisieren. Voraussetzung ist angeblich das schnelle Einsetzen einer intensiven Frühtherapie, an der sich die Eltern stets als sog. Kotherapeuten beteiligen müssen. Die zentralen Übungen sind das Reflexkriechen und das Reflexumdrehen, die in ihren Abläufen genau festgelegt sind. Sie sollen das krankhafte Bewegungsmuster unterdrücken und das normale bahnen. Darunter stellt sich Vojta eine Art Konditionierung vor, die dem Gehirn von außen mittels therapeutischem Zwang einprogrammiert wird. Das Schema der einzelnen Übungen beim Reflexkriechen und -umdrehen ist, daß das zu behandelnde Kind durch Festhalten an mehreren Punkten, vor allem auch am Kopf, in eine Ausgangslage gebracht wird, die ihm unangenehm ist und aus der es sich deshalb – zusätzlich stimuliert durch Reizungen an entsprechenden Schlüsselpunkten – zu befreien versucht. Will sich das Kind aus der Zwangslage befreien, in der der Therapeut es hält, ist ihm nur eine Bewegungsantwort möglich. Diese Bewegung stellt sich, vorausgesetzt die Griffe stimmen, im erwünschten Bewegungsmuster ein.

In der Praxis wird der nur wenige Wochen oder Monate alte Säugling in Bauchlage auf einen Tisch gelegt, der Kopf, der Ellenbogen, eine Pobacke und ein Fuß werden von dem Therapeuten fixiert. Das Baby versucht nun, mit dem geringen Rest an freien Bewegungsmöglichkeiten, sich aus seiner Zwangslage herauszubewegen. Es hat dabei einen hochroten Kopf, weint oder brüllt fast immer und steht unter ausgesprochenem Streß. Man kann sich gut vorstellen, in welchen Angstzustand ein Kind gerät. Jede Übungssitzung dauert bis zu 20 Minuten. Unter Anleitung der Krankengymnastin bekommen die Eltern – meistens die Mutter – diese Übungen beigebracht, die sie täglich drei bis viermal zu Hause durchführen müssen. Diese

Exerzitien wirken recht effizient und ihre Mechanik ist leicht zu erlernen, für krankengymnastische Praxen sind sie abrechnungstechnisch günstig, weil sie wenig Zeit beanspruchen. Alle Beteiligten haben das Gefühl, etwas zu tun, und daß etwas getan wird. Der generelle Nutzen dieser Vojta-Übungen ist wissenschaftlich jedoch nicht bewiesen, hinzu kommt, daß diese Behandlung in vielen Fällen – etwa bei Kindern mit Entwicklungsretardierungen oder mit Down-Syndrom – ohne wirklichen Grund verschrieben wird. Im Fall von Kindern mit Spina bifida ist die Vojta-Therapie in der überwiegenden Zahl der Fälle kontraindiziert. Die notwendige pflegerische Übungsbehandlung, die die Verkürzung von Muskeln verhindert oder doch mäßigt, ist nicht mit dem speziellen Muskeltrainig nach Vojta zu verwechseln, das in diesen Fällen geradezu schädlich ist (s. S. 94).

Bei Kindern mit zerebralen Störungen, für die diese Methode ursprünglich gedacht war, ist zu bedenken, daß diese Kinder nicht nur motorische Probleme haben. Das Gehirn besteht nicht aus einzelnen in ihrer Funktion eng begrenzten Zonen, sondern es muß eher als ein Gittersystem gedacht werden, in dem jeder Punkt eine mehrfach genutzte Schaltstelle ist. Bei der Schädigung einer sog. Schaltstelle entstehen prinzipiell mehrfache Schädigungen, allerdings in unter schiedlich dramatischer Ausprägung. Immer bedeutet ein Hirnschaden eine Einschränkung der psychischen Belastbarkeit und der persönlichen Ausgleichsmöglichkeit eines Menschen. Vojta ließ diese Komplexität von Hirnschäden in seinen Überlegungen gar nicht erst zu. Denn das hätte ihn notwendigerweise zu der Frage führen müssen, wieviel Belastung einem Säugling nach einer schwerer Geburt und längerem Krankenhausaufenthalt zugemutet werden darf. Schon gar nicht stellt er in Rechnung, daß ein epileptischer Anfall – bei jedem dritten Kind mit Zerebralparese tritt Epilepsie auf – auch durch Streß und Angst ausgelöst werden kann.

Das Denken in Reflexen und Bewegungsschablonen, die keine Motivation des Kindes erfordern und von den Eltern und ihrem ohnehin schon komplizierten Alltag übernommen werden müssen, bringt zusätzlich therapeutische Kälte in das Leben eines Kindes und seiner Familie. Diese Therapie gibt keine Antworten auf den problemreichen Alltag eines Säuglings, der eine zerebrale Schädigung erlitten hat, der es seinen Eltern nicht leichtmacht, gefüttert und gepflegt zu werden, der viel schwieriger einen Schlaf-Wach-Rhythmus findet, leichter erbricht, Verdauungsprobleme hat und viel weint. Die schwierige Ausgangssituation wird durch die massive Intervention nach Vojta noch verstärkt. Der Säugling wird verunsichert, wenn die Hände der Mutter ihn einerseits streicheln und liebkosen und andererseits therapeutisch drücken und festhalten. Dazu kommt, daß diese Therapiemethode die Verantwortung auf die bereits stark belasteten Eltern verschiebt. Die Mutter fragt sich, ob das Drehen ihres Säuglings deshalb noch nicht stattfindet, weil sie das Reflexumdrehen täglich nur zweimal, statt wie empfohlen viermal durchgeführt hat und ob es Folgen haben könnte, wenn sie sonntags die Übungen aussetzt.

Diese Fragen wird ihr kein Vojta-Therapeut beantworten und ihr die Ängste nicht nehmen können. Wie für alle anderen neurophysiologischen Frühtherapien gibt es auch für diese Methode nicht den wissenschaftlichen Nachweis der Wirksamkeit. Die von Vojta angegebenen Erfolgsstatistiken beziehen sich auf eine Auswahl von „leichteren Fällen“. Diese Erfolge aber wären mit Sicherheit auf anderen Wegen, die von der Motivation und der Eigenaktivität des Säuglings ausgehen, ebenso erreicht worden.

Doman

Die Methode hat in Deutschland eine begrenzte Verbreitung gefunden und ist nach dem Krankengymnasten Glenn Doman benannt, der sie seit 1956 in Philadelphia entwickelt. Allerdings ist die Methode in den USA nicht verbreitet – offenbar deshalb, weil die amerikanische Ärzteschaft wiederholt davor gewarnt und den therapeutischen Nutzen bestritten hat. Diese Warnung muß auch hier nachdrücklich wiederholt werden.

Theoretisch geht Doman von einer „Aktivierung brachliegender Hirnzellen" aus. Zu diesem Zweck wird dem Kind regelrecht Gewalt angetan: es wird auf dem Bauch oder Rücken liegend gleichzeitig an Armen, Beinen und auch am Kopf mechanisch bewegt. Dies geschieht mit Unterbrechungen sechs bis acht Stunden täglich. Es ist vorgeschrieben, das Kind „nur therapeutisch anzufassen", für einzelne Übungen sind drei bis vier Helfer erforderlich. Die Eltern, bevorzugt die Mutter, werden als „Förderungstrainer" ihres Kindes ausgebildet und konditioniert. Eine spezielle Übung zur „Gehirnertüchtigung" besteht bei dieser Pseudo-Therapie im „Einatmen von Kohlendioxyd als Behandlung zur Förderung der tieferen Atmung und Vitalität". Konkret sieht das mit den Worten Domans so aus: Für jeweils 30 bis 60 Sekunden wird dem Kind eine Spezialmaske aus Plastik über Mund und Nase gestülpt, wobei es zur Rückatmung der kohlesäurehaltigen Ausatmungsluft kommt. Es werden also Erstickungszustände provoziert, um hinterher eine besonders – angeblich therapeutisch wirksame – tiefe Einatmung und Durchblutung zu erreichen.

Ein weiterer „Bewegungs- und Durchblutungsanreiz" besteht nach Doman im Aufhängen der Kinder an den Füßen. Das sei für eine bessere Durchblutung des Gehirns ratsam. Zu dieser Technik gehören auch noch Lichtblitze in der Dunkelkammer, die dem Kind zur angeblichen Aktivierung seiner Gehirnzellen verabreicht werden. Die mildeste, in der Werbung herausgestellte, aber für die Doman-Methode keinesfalls charakteristische Technik, besteht im frühen Wiedererkennungstrainig mit Hilfe von Bildkarten. In Deutschland sind es vor allem einige Elternvereine, die seit vielen Jahren versuchen, dieser in jeder Weise bedenklichen Methode zur Anerkennung, d. h. zur Abrechnungsfähigkeit bei den Krankenkassen zu verhelfen.

Kozijawkin

Vladimir Kozijawkin ist Neurologe und Manualtherapeut, er leitet das große Rehabilitationszentrum „Elita" im westukrainischen

Lwow (Lemberg). Kozijawkin – wie auch Pfaffenrot aus Deutschland – hat mit seinem Ärzteteam herausgefunden, daß bei Kindern mit einer Zerebralparese zusätzliche sekundäre Wirbelsäulenblockierungen bestehen. Mit Hilfe der Manualtherapie und ergänzenden Maßnahmen, wie Akupressur und Bienengiftapplikation, versucht er, diese Blockierungen der Wirbelsäulensegmente auf verschiedenen Ebenen zu lösen. Er bewirkt damit eine vorübergehende Normalisierung des Muskeltonus, eine Aktivierung der Durchblutung und dadurch eine Verbesserung des verspannten Gewebes. Davon verspricht sich Kozijawkin eine positive sekundäre Reaktion des Zentralnervensystems und so eine dauer-hafte Verbesserung der Haltungs- und Bewegungsfähigkeit.

Übereinstimmend berichten alle Eltern, daß sie diese „Kurbehandlung" als vergleichsweise angenehm und rücksichtsvoll empfinden. Manche berichten von eindrucksvollen Effekten, die aber etwa acht Wochen nach der Behandlung wieder verschwinden. Die Behandlung nach Kozijawkin, die inzwischen nicht mehr nur in Lwow angeboten wird, sondern auch im deutschen Schwedt, kann vorübergehende Erleichterung schaffen, vielleicht auch einen bereits anstehenden Entwicklungsschub fördern – die dauerhafte Normalisierung einer einmal erlittenen Schädigung kann auch sie nicht erreichen.

Petö

Die Bewegungspädagogik nach Petö für zerebralgeschädigte Kinder umfaßt weit mehr als eine krankengymnastische Behandlung. Sie beruht nicht auf der neurologisch orientierten Einzeltherapie, sondern eher auf einem pädagogischen Konzept zum gemeinsamen Training von Selbständigkeit und Selbsthilfe. Im Mittelpunkt stehen ein sorgfältig organisierter, übersichtlicher Tagesablauf, die Vermeidung störender Einflüsse und praktische Tätigkeiten wie das selbständige Essen, An- und Ausziehen oder Sich-Waschen. Die Kinder lernen diese Fertigkeiten von sog. Konduktorinnen, die pädagogische, ergo- und pysiotherapeutische Einsichten miteinander verbinden. Das Konzept sieht keine speziellen Hilfsmittel wie Rollatoren oder Rollstühle vor. Die motorisch behinderten Kinder lernen, sich an speziellen Möbeln und anderen Gegenständen festzuhalten, zu stehen und zu laufen.

So sinnvoll diese Methode im Einzelfall sein mag, so kommt sie für Kinder im ersten Lebensjahr ohnehin nicht in Frage. Sie wird nur erwähnt, weil es Eltern gibt, die sich davon Hilfe für ihr Kind erwarten. Diese Erwartungen sollten jedoch nicht zu hoch sein. Die gemeinsamen Übungen beginnen im Alter von etwa vier Jahren mit Hilfe eines speziellen, bewußt spartanisch gehaltenen Petö-Mobiliars: Dazu gehören eine Holzpritsche, ein Tisch mit Haltegriffen und Holzstühle mit hochgezogener, leiterförmig ausgebildeter Lehne. Die Kinder, die in Gruppen ähnlicher – mittelschwerer – motorischer Beeinträchtigungen zusammengefaßt werden, machen Übungen wie Atemgymnastik, Lagerungs-, Steh- und Gehübungen, Hand- und Schreibübungen gemeinsam. Dementsprechend wurde auch ein einheitliches Berufsbild entwickelt – das der Konduktorin, die alle notwendigen therapeutischen Spezialfunktionen beherrscht. In den letzten 20 Jahren hat diese Methode auf dem Umweg über England in Deutschland wieder an Bedeutung gewonnen.

Andras Petö (1893–1967) war Kinderarzt und Pädagoge in Budapest und gründete dort ein eigenes Institut, das seit 1947 besteht. So eng die räumliche Nähe dieses Instituts zum Pikler-Institut ist, so gegensätzlich sind die Konzeptionen dieser beiden Einrichtungen. Die konduktive Pädagogik verträgt sich nicht mit der Integration von behinderten Kindern in Kindergarten und Schule. Vielmehr setzt sie voraus, daß in der Form zerebral geschädigte Kinder in Gruppen zusammengefaßt und gemeinsam trainiert werden. Diese Übungseinheiten sind Teil der (Sonder)Kindergartenerziehung. Statt der segregierenden Maßnahmen und dem gelegentlich fast militärisch anmutenden Drill wäre es sinnvoller, die von Petö gut durchdachten Möbel in den Kindergartenalltag zu integrieren, damit die Kinder inmitten der Normalität lernen können, selbständiger zu werden. Selbstverständlich bedarf es dort der Beratung von

Therapeuten, die etwas von der Anwendung der Petöschen Hilfsmittel verstehen.

Leseempfehlungen

Zum Gedenken an Berta Bobath und Karel Bobath. Hrsg.: Vereinigung der Bobath-Therapeuten Deutschlands e. V. Zu bestellen bei: Barbara Pohl, Ierweg 12, D-27619 Schiffdorf

Adriano Milani Comparetti: Von der „Medizin der Krankheit" zu einer „Medizin der Gesundheit". In: Von der Behandlung der Krankheit zur Sorge um Gesundheit, Frankfurt a. M. (1996). Zu bestellen bei: Paritätisches Bildungswerk Bundesverband e. V., Heinrich-Hoffmann-Sraße 3, D-60528 Frankfurt

American Academy of Pediatrics. The Doman-Delacato Treatement of Neurologically Handicapped Children. (Policy statement). Pediatrics vol 70 no 5, 1982

C. J. Dunst, S. W. Snyder, M. Mankinen: Efficacy of Early Interventions. In: M. C. Wand u. a. (Hrsg) Low Incidence Conditions. Pergamon Press, Kronberg 1989, S. 259 – 293

Andriano Ferrari, G. Cioni (Hrsg): Infantile Zerebralparese. Spontaner Verlauf und Orientierungshilfen für die Rehabilitation. Springer, Berlin, Heidelberg, New York, Tokyo, 1998

Monika Jonas: Behinderte Kinder – behinderte Mütter? Die Unzumutbarkeit einer sozial arrangierten Abhängigkeit. Fischer Frankfurt 1994

Hansjörg Kautter u. a. (Hrsg.): Das Kind als Akteur seiner Entwicklung. Heidelberger Verlagsanstalt, Heidelberg 1988

Remo H. Largo: Wie entwickeln sich behinderte Kinder? In: Kinderärzliche Praxis Nr. 3. Kirchheim-Verlag, Mainz 1997

Christoph Leyendecker: Je früher, desto besser?! Konzepte früher Förderung im Spannungsfeld zwischen Behandlungsakteuren und dem Kind als Akteur seiner Entwicklung. In: Frühförderung interdisziplinär, 17. Jg. (1998). Ernst Reinhardt, München Basel

L. Noren, G. Franzen: An Evaluation of Seven Postural Reactions („Lagerreflexe" Selected by Voitja) in Twenty-Five Healthy Infants. Neuropädiatrie 12 (1981)

B. Orth: Kinderärztliche Versorgung und kindliche Hirnfunktion. Therapie entwicklungsgestörter Kinder – Überdenken alter Konzepte. In: H.G. Schlack u. a. 1994 (siehe unter Schlack)

F. B. Palmer, B.K. Shapiro u. a. : The Effects of Physical Therapy on Cerebral Palsy. A Controlled Trial in Infants with Spastic Diplegia. The New England Journal of Medicine 310 (1988) S. 803 – 808

Hans G. Schlack, Remo H. Largo, R. Michaelis, G. Neuhäuser, B. Orth (Hrsg.) Praktische Entwicklungsneurologie. Hans Marseille, München 1994

Hans-Michael Straßurg, Winfried Dacheneder, Wolfram Kreß: Entwicklungsstörungen bei Kindern. Grundlage der interdisziplinären Betreuung. Gustav Fischer. Lübeck, Stuttgart 1997

Bert C.L. Touwen: Pränatale und frühe postnatale motorische Entwicklung und ihre Bedeutung für die Früherkennung von Entwicklungsstörungen. Monatsschrift Kinderheilkunde 141:6386642. Springer, Berlin, Heidelberg, New York, Tokyo 1993

Vaclav Vojta: Die zerebrale Bewegungsstörung im Säuglingsalter. Frühdiagnose und Frühtherapie. Enke, Stuttgart 1988

Grenzen und Aussichten der therapeutischen Begleitung

Umsichtige Entscheidungen

Aus dem Vorangegangenen ergibt sich ein vielfältiges Bild der „Sorgenkind-Problematik“: leichte – nicht dauerhafte – Störungen, erhebliche Verzögerungen sowie nachhaltige Beeinträchtigungen der kindlichen Entwicklung.

Das Spezifische für das erste Lebensjahr ist, daß die Symptomatik noch unscharf ist, daß Symptome also noch nicht genau zugeordnet und in ihren langfristigen Auswirkungen beurteilt werden können.

Da das Neugeborene in seinen Fähigkeiten noch verhältnismäßig undifferenziert ist, gilt dies eben auch für die Anzeichen mancher Störungen. Die rasche Entwicklung im ersten Lebensjahr kann zu erheblichen Ungleichzeitigkeiten und folglich zu ungenauen Diagnosen führen. Die Sorgen der Eltern sind in jedem Fall verständlich – auch dann, wenn sie sich glücklicherweise bald als unbegründet erweisen.

Falls sich die Befürchtungen aber erhärten, darf nicht vergessen werden, daß entwicklungsgestörten Kindern dasselbe guttut, was für das Gedeihen aller Kinder nützlich ist.

Dazu gehören die emotionale Stabilität und die Wärme des familiären Lebens, die organisatorische Verläßlichkeit und Regelmäßigkeit der alltäglichen Abläufe und das richtige Verhältnis von pflegerischer Aufmerksamkeit, Zuwendung und Autonomie.

Diese Selbstverständlichkeiten sind für Kinder, die mit kleinen oder größeren, vorübergehenden oder dauerhaften Problemen zur Welt kommen, besonders wichtig. Die Eltern stehen von Anfang an unter erhöhter Anspannung, sind unsicher und werden von Selbstzweifeln geplagt. Diese Labilität überträgt sich schnell auf den Säugling, der es ja ebenfalls schwerer hat als andere.

Es geht zu allererst darum, zu einer möglichst ausgeglichenen und entspannten Situation beizutragen.

Zu frühe, wohlmeinende therapeutische Interventionen können in dieser hochempfindlichen Lebenslage erheblich stören. Das sollten die Eltern, aber selbstverständlich auch Ärzte und Therapeuten bedenken.

Im übrigen ist es nicht so, wie noch vor 20 Jahren oft behauptet wurde, daß das Versäumen einer sog. Frühtherapie zu später nicht mehr korrigierbaren Schäden führt. Alle derartigen Behauptungen haben sich als falsch erwiesen. Eine allgemein präventive Therapie gegen Entwicklungsverzögerungen gibt es nicht.

Es gibt bestimmte therapeutische Notwendigkeiten – aber Art und Zeitpunkt hängen von der einzelnen Schädigung, dem individuellen Problem ab.

So erweitern Kinder mit einer bleibenden Retardierung ihren Bewegungs- und Aktionsradius sehr langsam und zeigen erst sehr viel später als andere Kinder selbständige Spielaktivitäten. Jedoch benötigen auch sie im ersten Lebensjahr weder eine motorische Förderung nach einer der gängigen neurophysiologischen Methoden noch ein ergotherapeutisches Wahrnehmungstraining. Sie brauchen einen Therapeuten, der die langsame Entwicklung begleitet, kleine, ihrem Entwicklungsstand entsprechende Angebote macht, den Eltern Klarheit über die verlangsamte Entwicklung verschafft und sie dazu anregt, auch kleine Entwicklungsfortschritte wahrzunehmen.

Einer jeweils spezifischen Therapie bedürfen jene Säuglinge, die bestimmte organische Schädigungen erlitten haben: etwa angeborene Fehlbildung der Gelenke, der Knochen oder der Muskulatur, angeborene Klumpfuß, Gelenkfehlstellungen und -versteifungen (Athrogryposis) oder Spina bifida. Säuglingen mit derartigen Problemen sollte eine konsequente pflegerische Behandlung zuteil werden, um die Beweglichkeit zu erhalten und weitere Bewegungseinschränkungen zu verhindern. Damit ist ein wesentliches krankengymnastisches Ziel definiert.

Kindern, die infolge einer körperlichen Schädigung über bestimmte Bewegungskompetenzen nicht verfügen, können diese mit keinem Mittel und keiner Methode antrainiert werden. Sie brauchen entsprechende kompensatorische Hilfen, die ihnen – gemäß ihrer kognitiven Reife – ermöglichen, ihre Lage und ihren Ort im Raum zu verändern. Mithilfe einer solchen kompensatorischen Unterstützung sind sie in der Lage, neue Anregungen, Erfahrungen und Bewegungsfreiheiten zu gewinnen, die ihnen ohne diese Unterstützung nicht möglich gewesen wären.

Das gilt insbesondere für Kinder mit Spina bifida, die unter Umständen sehr früh mit Sitzhilfen und Rollstühlen versorgt werden müssen. Dazu gehört in Einzelfällen auch, daß Kinder, die eine extreme Körperspannung haben, in eine möglichst entspannte Position gebracht werden müssen. Aber auch das ist nur eine kompensatorische Hilfestellung, die nicht der Heilung dient, wohl aber die notwendige Entspannung erlaubt. Kompensatorische Hilfestellungen sind also bei bestimmten

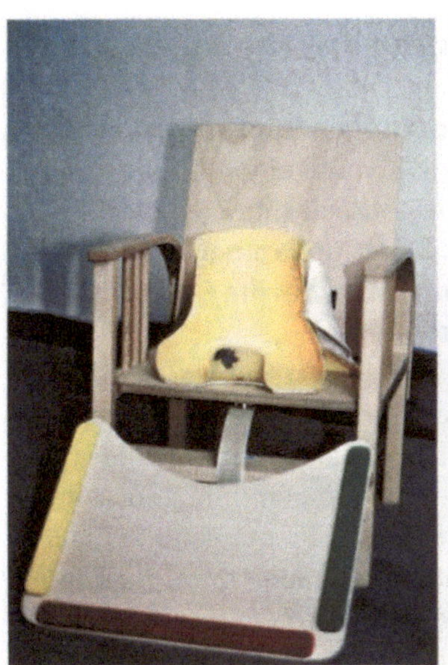

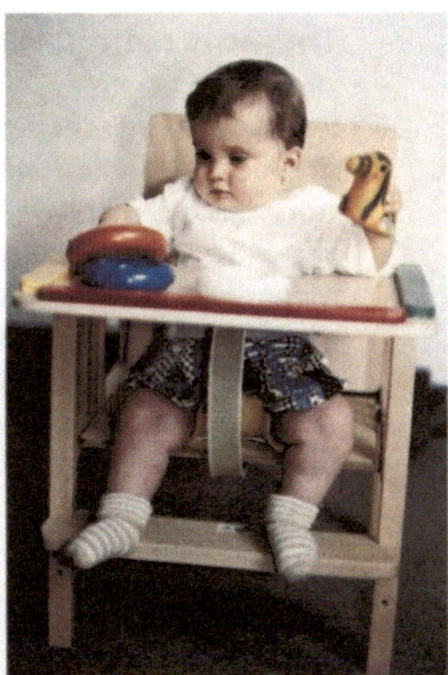

Abb. 44 und 45. Telse-Vanessa ist zehn Monate alt. Aufgrund ihrer Lähmungen (Spina bifida) kann sie sich am Boden kaum bewegen und deshalb auch nicht spielen. Die Aufrichtung mit Hilfe dieses Stuhls ermöglicht ihr, die Hände frei zu bewegen

schweren Schädigungen die Voraussetzung für Eigenaktivitäten, selbst wenn diese nur sehr begrenzt sein sollten.

Bei Kindern mit einer genetisch bedingten Störung, einer Chromosomenschädigung, einer Spina bifida oder Zerebralparese bleibt die einmal eingetretene Schädigung bestehen.

Damit ist die Zukunft des Kindes keinesfalls absolut festgelegt, auch wenn bestimmte allgemeine Vorhersagen getroffen werden können. Die Entwicklung des einzelnen Menschen ist immer von den individuell unterschiedlichen geistigen und körperlichen Kompensationsmöglichkeiten abhängig, die ihrerseits in einem Wechselverhältnis zum Willen des Kindes stehen, seinem Lebensmut, familiärem Rückhalt und Ansporn.

Therapie setzt Eigenmotivation voraus

Der Beginn einer therapeutischen Intervention richtet sich nicht allein nach dem Ausmaß einer Entwicklungsstörung. Zunächst ist es wichtig, das Kind während seiner Bewegung, seines Spiels und seiner Interaktion wiederholt genau zu beobachten, um die Entwicklungssituation beurteilen zu können.

Die Bewegungsweise, die so oft isoliert betrachtet wird, sollte immer auch als Ausdruck der kindlichen Persönlichkeit gesehen werden: Sie ist nicht allein Folge bestimmter Störungen, sondern zu allererst Ausdruck der persönlichen Anteilnahme eines Säuglings, seiner Neugier, seiner augenblicklichen Laune und seines Temperaments. Je genauer man die Fähigkeiten und Stärken des Kindes erkennt, um so genauer lassen sich die vor dem Kind liegenden Entwicklungsziele formulieren. Auf dieser Grundlage kann es dann gelingen, Bedingungen zu schaffen, die das Kind zu einem neuen Lernschritt ermuntern.

Die therapeutische Anregung von Spiel- und Bewegungsaktivitäten geschieht durch bestimmte Arrangements, die der Therapeut vorbereitet. Sie müssen Anforderungen und Möglichkeiten bieten, die ein wenig über den momentanen Entwicklungsstand des Kindes hinausgehen.

Das kann sich in jeder Stunde verändern, je nachdem, wie das Kind auf die Forderungen reagiert und welches Ziel erreicht werden soll. Im Gegensatz zu den vielfach üblichen therapeutischen Methoden, legt der Therapeut dabei nicht Hand an, er stimuliert und korrigiert das Kind nicht mit Hilfe unmittelbarer physischer Intervention. Stattdessen stellt er die wohlüberlegte Anordnung bestimmter Gegenstände, kleiner Hindernisse und Herausforderungen in den Mittelpunkt seiner therapeutischen Anstrengung. Er legt dem Kind bestimmte Ideen und Bewegungsmöglichkeiten buchstäblich nahe.

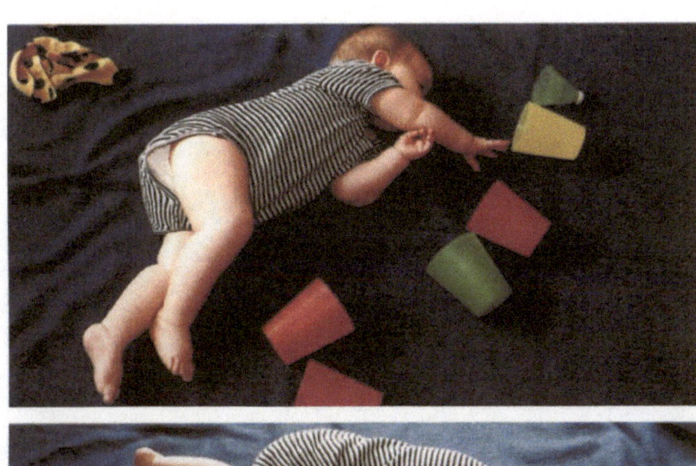

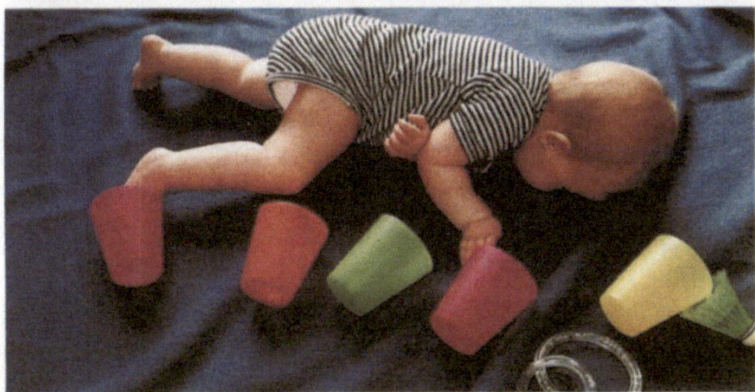

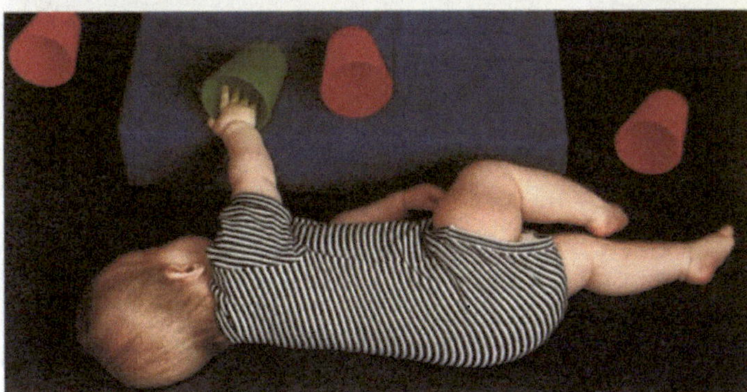

Abb. 46 bis 48. Antonia, sieben Monate, bei ihren ersten Drehversuchen, die schwierig sind, da sie den Kopf noch nicht hochheben kann. Der Schaumstoffblock, auf dem die Gegenstände liegen, motiviert sie, in Seitlage zu spielen

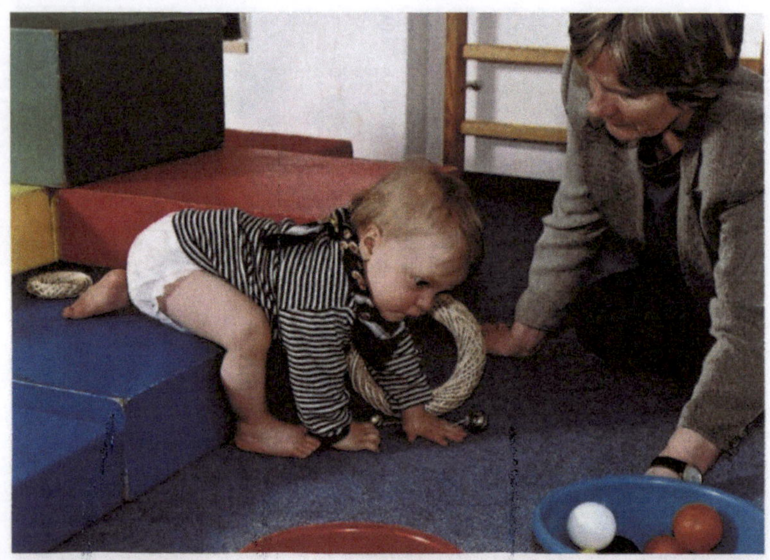

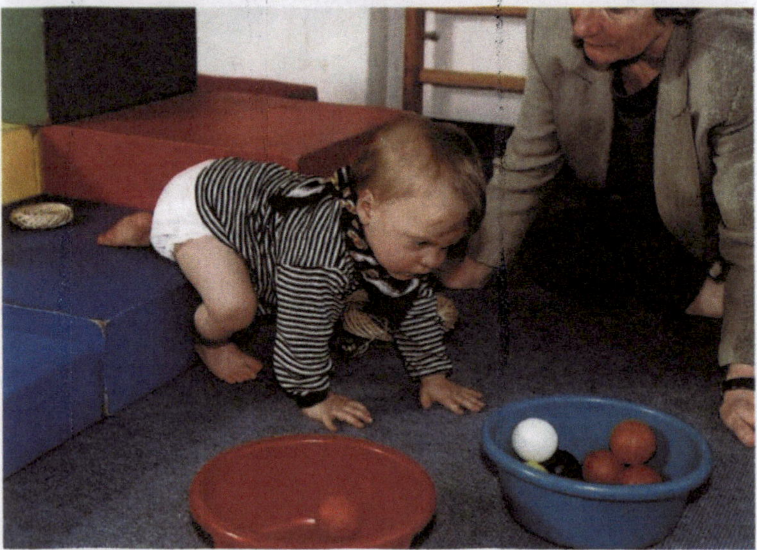

Abb. 49 und 50. Lea entwickelt in der Therapiestunde zielgerichtetes Interesse an den ihr angebotenen Gegenständen und entwickelt dabei selbständig Techniken, um bestimmte Hindernisse zu überwinden. Man kann sehen, wie selbständig und sicher sie mit Hürden umgeht

Die Umgebung muß motivierend sein, die Gegenstände erreichbar – zur Unterstützung von Drehbewegungen werden sie neben das Kind oder auf ein Podest gelegt – die Unterlage sollte hart sein, damit sich der Säugling sicher abstützen lernt. Ein Kind, das sich schon vom Boden abheben kann, braucht Kletterangebote, die den Boden und den Raum für Bewegungsübergänge interessanter machen, und später, wenn es darin sicher ist, Balancierangebote. (s. S. 23)

Kleine Kinder benötigen Aufgaben, die sie erfüllen können und die sie anregen, spielend und sich bewegend ihre Umgebung zu erkunden. So hat das Kind die Gelegenheit, nicht nur in den einzelnen Therapiestunden, sondern viel öfter seine Fähigkeiten zu erproben und auszubauen. Das Kind lernt durch schwierige, ihm angemessene Aufgaben und durch die wachsende Komplexität des Lebens, sein Spektrum von Lösungen auf seine Weise zu erweitern. Es lernt so bewußter die Grenzen und Möglichkeiten seiner Behinderung kennen, um damit selbständiger zu leben.

Falls ein Kind aufgrund seiner Beeinträchtigung den ihm angebotenen und von ihm auch gewollten vor ihm liegenden Schritt noch nicht schafft, kann man ihm einen Umweg oder auch die Möglichkeit anbieten, wieder einen Schritt zurück zu machen – in eine der Positionen, in denen es sich bereits sicher fühlt.

**Diese Art der Therapie,
die auf manuelle Intervention verzichtet,
respektiert die Autonomie des Kindes in hohem Maß
und trägt der Tatsache Rechnung,
daß die Bewegung eines jeden Menschen
immer von Zielen, Wünschen und Vorstellungen
geleitet wird.**

Sie ist, auch bei einem Säugling, stets Mittel zum Zweck. Deshalb sind alle bewegungstherapeutischen Maßnahmen falsch, die die Passivität des kleinen Patienten und dessen therapeutische Gefügigkeit voraussetzen.

**Am Anfang jeder Bewegung steht die Motivation,
die Lust auf das Neue,
der Wunsch, durch die Veränderung der Lage im Raum,
bestimmte Absichten zu verwirklichen.**

Das kann Neugierde sein, die Freude an den eigenen körperlichen Möglichkeiten, die Suche nach Kontakt mit anderen Menschen. Aber auch Desinteresse, Unwohlsein oder Müdigkeit – Befindlichkeiten, aus denen sich gleichfalls das Bedürfnis nach einem Lagewechsel ergeben kann. Insgesamt setzt jede Bewegung beim Kind einen inneren Antrieb voraus und die kontinuierliche Erfahrung, daß sich eine bestimmte Anstrengung und ein motorischer Lernschritt lohnen. Deshalb muß jede Säuglingstherapie fehlgehen, die nicht auf den Zusammenhang von Motivation und zielgerichteter Aktivität aufbaut.

**Aus diesen Zusammenhängen ergibt sich ,
daß neben der Bewegungsentwicklung
immer auch die Spielentwicklung des Kindes
in Betracht gezogen werden muß –
als zentralen Ausdruck des seelischen Wohlbefindens,
der geistigen Aktivität, Wißbegier, Experimentier-
und Lernfreude.**

Das gilt für alle Kinder, erst recht aber für entwicklungsverzögerte oder -gestörte, deren kognitive Probleme im ersten Lebensjahr oft unterschätzt werden, weil sie, gemessen an den leicht sichtbaren motorischen Beeinträchtigungen, Eltern und mitunter auch Fachleuten weniger auffallen. Die individuellen Bedürfnisse solcher Kinder werden daher leichter übergangen.

**Eine sinnvolle Bewegungstherapie
kann nicht im außengesteuerten Einüben
sog. „richtiger" Bewegungen bestehen.**

Die erreichbare, bewußt gestaltete, jedoch nicht manuell gelenkte Bewegungsanforderung läßt dem Säugling stets die Möglichkeit des Ausprobierens, vor allem aber auch der Wahlfreiheit, auf welche Weise er sein Ziel erreichen will, mit welcher Intensität und ob überhaupt. Es liegt an ihm, und es muß ihm freistehen, mit unterschiedlichen Strategien zu experimentieren. Er wird dabei von selbst den besten und damit für ihn ökonomischsten Lösungsweg herausfinden. Nur so werden seine Bewegungen wirklich sicher und kraftsparend, nur so wird er Spaß daran finden und sie sich dauerhaft zu eigen machen. Da die Eltern bei diesen Behandlungen dabei sind, können diese Anregungen in die häusliche Umgebung übertragen werden. Der Säugling wird dort die Zeit haben, etwas auszuprobieren, ohne daß die Eltern zu Kotherapeuten und zu Ausführenden von Therapiemaßnahmen werden.

Leseempfehlungen

Adriano Milani Comparetti: Von der „Medizin der Krankheit" zu einer „Medizin der Gesundheit". In: Von der Behandlung der Krankheit zur Sorge um Gesundheit. Konzept einer am Kind orientierten Gesundheitsförderung von Prof. Adriano Milani Comparetti, Frankfurt a. M. (1996). Zu bestellen bei: Paritätisches Bildungswerk Bundesverband e. V., Heinrich-Hoffmann-Sraße 3, D-60528 Frankfurt

Monika Jonas: Behinderte Kinder – behinderte Mütter? Die Unzumutbarkeit einer sozial arrangierten Abhängigkeit. Fischer Taschenbuch, Frankfurt 1994

Hansjörg Kautter u. a. (Hrsg.): Das Kind als Akteur seiner Entwicklung. Heidelberger Verlagsanstalt, Heidelberg 1988

Remo H. Largo: Wie entwickeln sich behinderte Kinder? In: Kinderärztliche Praxis Nr. 3. Kirchheim-Verlag, Mainz 1997

Christoph Leyendecker: Je früher, desto besser?! Konzepte früher Förderung im Spannungsfeld zwischen Behandlungsakteuren und dem Kind als Akteur seiner Entwicklung. In: Frühförderung interdisziplinär, 17. Jg. (1998). Ernst Reinhardt, München Basel

5 Ausblick

Die meisten Sorgenkinder entwickeln sich unter guten äußeren Bedingungen auf ihre Weise optimal. Sie brauchen dafür keine Therapie.

Manche Kinder erwerben bestimmte Fähigkeiten einfach deutlich langsamer als die meisten ihrer Altersgenossen – sie benötigen emotionale Sicherheit, Zeit und Ruhe. Jede spezielle Förderung birgt für solche Kinder die Gefahr, daß der ihnen eigene Rhythmus des Erfahrens und Lernens beeinträchtigt wird. Therapie bewirkt dann mehr Unruhe und Unsicherheit als Nutzen.

Das geschieht nicht selten im Fall von Frühgeborenen, die immer als sog. „Risikokinder" eingestuft werden. Der Grund dafür liegt jedoch nicht in ihren individuellen Symptomen oder Beschwerden, sondern in einer generellen, statistisch erwiesenen Gefährdung. Das allein rechtfertigt jedoch keine prophylaktische krankengymnastische Intervention, die mit der Begründung angeboten wird, nur so könne der Entwicklungsrückstand aufgeholt werden. Dieser Rückstand wird sich immer dann von selbst ausgleichen, wenn er, was die Regel ist, einfach aufgrund der frühen Geburt, der organischen Unreife und des Krankenhausaufenthalts zustandegekommen und nicht Folge einer neurologischen Schädigung ist.

Daneben gibt es entwicklungsgestörte Kinder, die in ihrer Entwicklung retardiert bleiben. Das Ausmaß kann im ersten Lebensjahr oft nicht exakt beurteilt werden, da die Funktionen des Gehirns noch unreif sind und die individuellen Kompensationsmöglichkeiten selbst bei einer eindeutigen Diagnose, etwa bestimmten genetischen Schäden, nicht genau abgeschätzt werden können. Selbst im Fall einer scheinbar völlig eindeutigen medizinischen Zuordnung – etwa Trisomie 21 – variieren die tatsächlichen Folgen individuell recht stark.

Für die Eltern steht fast immer die Angst einer dauerhaften Behinderung im Raum.

Womöglich läßt sich auch am Ende des ersten Lebensjahres noch keine sichere Diagnose stellen. Einige Sorgen haben sich jedoch zu diesem Zeitpunkt meist gegeben: Das Frühgeborene hat sich in seiner Entwicklung stabilisiert und ist ruhiger geworden. Das Kind wächst, wirkt robuster und weniger dünnhäutig. Möglicherweise ist die Entwicklungsverzögerung bereits aufgeholt oder, umgekehrt, haben die Eltern die Langsamkeit ihres Kindes als dessen Normalität akzeptieren gelernt. Das Kind kann sich vor zu großen Anforderungen schützen, sein Spiel ist ausgeglichener und selbstverständlicher geworden. Da die Entwicklung zwar langsam, aber kontinuierlich verläuft, gibt es keinen Anlaß zu größeren Sorgen.

Demgegenüber ist am Ende des ersten Lebensjahres auch deutlicher, ob ein Kind wirklich eine bleibende Retardierung oder eine körperliche Entwicklungsstörung hat.

Der Unterschied zu gleichaltrigen, nicht beeinträchtigten Kindern ist kaum noch zu übersehen. Das zu erkennen ist wohl für alle Eltern schmerzlich. Der Prozeß des Akzeptierens und der Anpassung an die neuen Lebensumstände kann sehr lange dauern. Auch dann, wenn die anfänglich starken Gefühle der Enttäuschung, Hilf-losigkeit oder Zukunftsangst in den Hintergrund getreten sind, können sie unerwartet oder aus bestimmten Anlässen wie dem Kindergarten- und Schuleintritt plötzlich wieder auftreten.

Den meisten – vor allem jungen – Eltern fällt es anfänglich schwer, anderen Menschen die Behinderung ihres Kindes zu erläutern und ihre Fragen zu beantworten.

Es bedarf einiger Übungen, Antworten präsent zu haben, die sie anderen Müttern auf Spielplätzen oder fragenden Menschen beim Einkaufen anbieten können. Häufig werden Eltern zusätzlich zu den eigenen Ängsten noch mit denen der Verwandtschaft konfrontiert, deren Unterstützung sie eigentlich selbst nötig hätten. Eltern geraten so in die Situation, daß sie anderen den Trost spenden, den die Umwelt eigentlich für sie aufbringen müßte. Aber die Eltern gewinnen dabei meist trotz ihrer Sorgen und Nöte an persönlicher Stärke und Sicherheit, was ihnen hilft, Resignation und Isolation zu überwinden.

Schwieriger ist es dagegen, andere Menschen um Hilfe zu bitten, weil man nicht weiß, was man ihnen zumuten kann. Daher neigen manche Mütter und auch Väter dazu, alle verfügbare Kraft dem Kind zu opfern; zumal wenn sie die alleinige Verantwortung tragen oder glauben, daß nur sie die richtige Versorgung gewährleisten können. Sicherlich wird das Kind von der Mutter besonders gut versorgt, aber gerade damit dies so bleibt, muß die Mutter, müssen Eltern auch Zeit für sich beanspruchen, um wieder neue Kraft zu schöpfen. Es ist daher wichtig, frühzeitig eine Balance zu finden zwischen den eigenen Wünschen und dem Muttersein; für Väter stellt sich das Problem unterschiedlich. Das frühzeitige Anfordern von öffentlicher Hilfe und die Bitte um private Unterstützung ist eine Notwendigkeit, die für das Leben mit einem behinderten Kind auf längere Sicht unbedingt gebraucht wird.

Dazu gehört auch die Suche nach einer Kindergruppe in der näheren Umgebung, die in der Lage ist, ein behindertes Kind zu integrieren. Wenn auch ein Vergleich mit anderen Kindern gerade anfänglich schmerzhaft sein kann, so erleben die Eltern doch bald, wie ihr Kind von der Anwesenheit anderer Kinder und auch umgekehrt andere Kinder von ihm profitieren.

Man kann beinahe immer feststellen, daß die Kinder diese Gruppensituation schön finden, und sie für ihre Entwicklung wichtige Erfahrungen sammeln. Erfahrungen, die das behinderte Kind in einer Kindergruppe mit anderen Kindern machen wird, sind eine gute und notwendige Hilfe, die durch keine Therapie gegeben werden kann. Ein Kind mit einer Behinderung kann so sein Selbstwertgefühl und seine Eigenständigkeit und Individualität enwickeln. Die Voraussetzung ist selbstverständlich, daß den besonderen Bedürfnissen des Kindes in der Gruppe entsprochen wird, gegebenenfalls auch durch eine individuelle Unterstützung.

Das Leben mit einem Kind, das anders geworden ist als es sich die Eltern ursprünglich vorgestellt haben, ist nicht allein von der Ausprägung und dem Schweregrad der Behinderung abhängig, sondern auch von der inneren Kraft der Eltern, der anderen Familienangehörigen und Freunde. Es gilt, einen eigenständigen Weg zu finden, der die Normalität des Lebens nur begrenzt verändert. Selbstaufgabe nützt dem Kind nicht; die Eltern sollten sich – trotz der erschwerten Situation – auch weiterhin einen Teil der eigenen Interessen und Wünsche erfüllen. Das wird nicht leichter, wenn sie versuchen, die Probleme auf Fachleute abzuschieben, die rigide Methoden praktizieren, vielleicht auch Heilung versprechen. Auf diese Weise kann eine Abhängigkeit entstehen, die die Suche nach einem eigenen, angemessenen Lebensweg erschwert.

Die Arbeit des Spezialisten muß dort ihre Grenze finden, wo sie von den Eltern und dem Kind nicht mehr als Hilfe empfunden wird. Die Eltern sollen auf ihre Fähigkeit vertrauen, für die Entwicklung ihres Kindes verantwortlich zu sein – eine Verantwortung, die sich ohnehin nicht an Fachleute abtreten läßt.

6 Anhang

Beratungsstellen in Deutschland

Aachen
Frühförderung für entwicklungsverzögerte, geistig und körperbehinderte Säuglinge und Kleinkinder
Linterstraße 150, D-52076 Aachen
Tel: 0241/928250

Altötting
Sozialpädiatrisches Zentrum Inn-Salzach
Vizenz-von-Paul-Straße 10, D-84503 Altötting
Tel: 08671/509257

Bad Kreuznach
Außenstellen in Idar-Oberstein und in Simmern
Ringstraße 58-60, D-55541 Bad Kreuznach
Tel: 0671/6052365

Berlin
DRK-Kliniken Westend
Abteilung Kinderheilkunde
Pulsstraße 4, D-14059 Berlin
Tel. 030/3035-4056

Sozialpädiatrisches Zentrum I
Universitätsklinikum Charité
Campus Virchow-Klinikum
Augustenburger Platz 1, D-13353 Berlin
Tel. 030/450566408

Berlin

Sozialpädiatrisches Zentrum, Kinderklinik
Universitätsklinikum Charité
Campus Charité Mitte
Schumannstraße 20/21, D-10098 Berlin
Tel: 030/450566104/-098

Pikler Gesellschaft Berlin e. V.
Ambulatorium Wedding
Schönwalder Straße 23, D-13347 Berlin
Tel: 030/4617024

Pikler Gesellschaft Berlin e. V.
Ambulatorium Schöneberg
Grunewaldstraße 82, D-10823 Berlin
Tel: 030/7844445

Sozialpädiatrisches Zentrum Friedrichshain
Kinder-und Jugendambulanz Integral e. V.
Fürstenwalder Straße 30, D-10243 Berlin
Tel: 030/4226450

Sozialpädiatrisches Zentrum Hellersdorf
Kinder-und Jugendambulanz der Lebenshilfe GmbH
Auerbacher Ring 43, D-12169 Berlin
Tel: 030/99401166

Sozialpädiatrisches Zentrum Hohenschönhausen
Kinder-und Jugendambulanz
Demminer Straße 4, D-13059 Berlin
Tel: 030/96277900

Sozialpädiatrisches Zentrum Köpenick
Kinder-und Jugendambulanz
Salvador-Allende-Straße 2-8, D-12559 Berlin
Tel: 030/6519424

Sozialpädiatrisches Zentrum Kreuzberg
Therapeutischer Verein e. V.
Oppelner Straße 48-49, D-10997 Berlin
Tel: 030/6122002

Berlin

Sozialpädiatrisches Zentrum Kreuzberg
Therapeutisches Arbeitskollektiv e. V.
Oranienstraße 42, D-10969 Berlin
Tel: 030/6147793

Sozialpädiatrisches Zentrum Marzahn
Kinder-und Jugendambulanz der Lebenshilfe GmbH
Blumenberger Damm 158, D-12679 Berlin
Tel: 030/5429037

Sozialpädiatrisches Zentrum Neukölln
Kinder-und Jugendambulanz der Lebenshilfe GmbH
Altenbraker Straße 10, D-12053 Berlin
Tel: 030/6229011

Sozialpädiatrisches Zentrum Prenzlauer Berg
Kinder-und Jugendambulanz der Lebenshilfe GmbH
Paul-Robeson-Straße 35, D-10439 Berlin
Tel: 030/4440689

Sozialpädiatrisches Zentrum Steglitz
Kinder-und Jugendambulanz der Spastikerhilfe e. G.
Prettauer Pfad 23, D-12207 Berlin
Tel: 030/8179356

Sozialpädiatrisches Zentrum Spandau
Kinder-und Jugendambulanz
Seeburger Straße 78, D-13581 Berlin
Tel: 030/3327021

Sozialpädiatrisches Zentrum Treptow
Kinder-und Jugendambulanz Lebenshilfe GmbH
Edisonstraße 63, D-12459 Berlin
Tel: 030/5389920

Sozialpädiatrisches Zentrum Weißensee
Kinder-und Jugendambulanz der Spastikerhilfe e. G.
Langhansstraße 64, D-13086 Berlin
Tel: 030/4715189

Berlin

Sozialpädiatrisches Zentrum Wilmersdorf
Beratungs- und Behandlungszentrum
Berliner Straße 40-41, D-10715 Berlin
Tel: 030/86491027

Beratungsstelle für Hör- und Sprachbehinderte
Friedrichhain, Koppenstraße 38-40, D-10243 Berlin
Tel: 030/23342824

Beratungsstelle für Hör- und Sprachbehinderte
Neukölln, Paster-Behrens-Straße 81, D-12359 Berlin
Tel: 030/60972500

Bonn

Rheinisches Kinderneurologisches Zentrum
Waldenburger Ring 46, D-53119 Bonn
Tel: 0228/6683130

Braunschweig

Sozialpädiatrisches Zentrum
der Kinderklinik Braunschweig
Holwedestraße 15/16, D-38118 Braunschweig
Tel: 0531/5951236

Bremen

Sozialpädiatrisches Institut
Kinderzentrum Bremen des Zentralkrankenhaus
St.-Jürgen-Straße, D-28205 Bremen
Tel: 0421/4975023/-24

Brühl

Sozialpädiatrisches Zentrum Erftkreis
Heinrich-Meng-Institut
Kaiserstraße 6, D-50321 Brühl
Tel: 02232/707342

Chemnitz

Sozialpädiatrisches Zentrum Chemnitz
Scheffelstraße 110, D-09112 Chemnitz
Tel: 0371/214640

Coburg

Sozialpädiatrisches Zentrum Coburg
Medizinische - Therapeutische Einrichtungen GmbH
Elsässer Straße 9, D-96450 Coburg
Tel.: 09561/8268-0

Cottbus

Sozialpädiatrisches Zentrum am Carl-Thiem-Klinikum
Landeszentrum Brandenburg
Kinderklinik
Thiemstraße 111, D-03048 Cottbus
Tel: 0355/463159

Datteln

Abteilung Neuropädiatrie der Vestischen Kinderklinik
Lloydstraße 5, D-45711 Datteln
Tel.: 02363/975470

Dortmund

Neuropädiatrie Dortmund
Städtische Kinderklinik
Beurhausstraße 40, D-44137 Dortmund
Tel.: 0231/5020961

Dresden

Sozialpädiatrisches Zentrum Dresden-Neustadt
Industriestraße 40, D-01129 Dresden
Tel: 0351/8562560

Düren

Sozialpädiatrisches Zentrum St. Marien Hospital GmbH
Hospitalstraße 44, D-52353 Düren
Tel: 02421/805370

Düsseldorf

Kinderneurologisches Zentrum der Kliniken
der Landeshauptstadt Düsseldorf
(Krankenhaus Gerresheim)
Gräulinger Straße 120, D-40625 Düsseldorf
Tel: 0211/2800555

Erfurt

Sozialpädiatrisches Zentrum der Kinderklinik Erfurt
Hermann-Brill-Straße 19, D-99099 Erfurt
Tel: 0361/420000

Erlangen

Sozialpädiatrisches Zentrum
Loschgestraße, D-91054 Erlangen
Tel: 09131/853753

Essen

Sozialpädiatrisches Zentrum
Gesundheitsamt Stadt Essen
Helen-Keller-Straße 8-10,D-45141 Essen
Tel: 0201/8853600/01

Frankfurt a. M.

Sozialpädiatrisches Zentrum
Zentrum für Neuropädiatrie und interdisziplinäre Frühförderung
Karlsruher Straße 9, D-60329 Frankfurt a. M.
Tel: 069/27216222

Sozialpädiatrisches Zentrum Kinderklinik Höchst
Städtische Kliniken
Gotenstraße 6-8, D-65929 Frankfurt a. M.
Tel: 069/3106-2070

Verein für interdisziplinäre Familienarbeit
Böttgerstraße 20, D-60389 Frankfurt a. M.
Tel: 069/468084

Frankfurt/Oder

Sozialpädiatrisches Zentrum am Klinikum Frankfurt/Oder
Seelower Kehre 2/3, D-15234 Frankfurt/Oder
Tel.: 03355/5484916

Freiburg

Sozialpädiatrisches Zentrum Freiburg
Universitätsklinikum Freiburg
Mathildenstraße 1, D-79106 Freiburg
Tel: 0761/2704301

Garmisch-Partenkirchen
Sozialpädiatrisches Zentrum
Pitzaustraße 10, D-82467 Garmisch-Partenkirchen
Tel: 08821/701171

Gelsenkirchen
Städtische Kinderklinik Gelsenkirchen
Neuropädiatrie-Sozialpädiatrie
Westerholter Straße 142, D-45892 Gelsenkirchen
Tel: 0209/369285

Gießen
Sozialpädiatrisches Zentrum
Abteilung Neuropädiatrie und Sozialpädiatrie
Universitäts-Kinderklinik
Feulgenstraße 12, D-35385 Gießen
Tel: 0641/9943481

Göllheim
Heilpädagogisch-Therapeutisches Kinderzentrum
Jahnstraße 2, D-67307 Göllheim
Tel: 06351/6400

Görlitz
Sozialpädiatrisches Zentrum an der Kinderklinik
der Klinikum GmbH Görlitz
Girbigsdorfer Straße 1/3, D-02828 Görlitz
Tel: 03581/371427

Greifswald
Sozialpädiatrisches Zentrum Vorpommern
Kinderzentrum Greifswald
Makarenkostraße 8, D-17941 Greifswald
Tel.: 03834/820485

Halle
Sozialpädiatrisches Zentrum
am St. Barbara-Krankenhaus
Dr. Ernst Fakula/Frau Dr. D. Bahnke
Barbara-Straße 2a, D-06110 Halle/Saale
Tel: 0345/48255401

Hamburg

Zentrum für Kindesentwicklung
Rümkerstraße 15-17, D-22307 Hamburg
Tel: 040/6315218

Werner Otto Institut
Bodelschwinghstraße 23, D-22337 Hamburg
Tel.: 040/507702

Hannover

Sozialpädiatrisches Zentrum
Janusz-Korczak-Allee 8, D-30173 Hannover
Tel: 0511/8115702

Heidelberg

Sozialpädiatrisches Zentrum
Abteilung für Pädiatrische Neurologie
Universitätsklinik
Im Neuenheimer Feld 150, D-69120 Heidelberg
Tel: 06221/562337

Jena

Sozialpädiatrisches Zentrum
Klinik für Kinder- und Jugendmedizin Jena
Kochstraße 2, D-07745 Jena
Tel: 03641/938211

Kiel

Sozialpädiatrisches Zentrum an der Universitäts-Kinderklinik
Schwanenweg 20, D-24105 Kiel
Tel: 0431/5971653

Köln

Sozialpädiatrisches Zentrum
Kinderkrankenhaus
Amsterdamer Straße 59, D-50735 Köln
Tel.: 0221/89070

Sozialpädiatrisches Zentrum
Klinik und Poliklinik für Kinderheilkunde der Universität Köln
Joseph-Stelzmann-Straße 9, D-50931 Köln
Tel.: 0221/4785900

Konstanz
Sozialpädiatrisches Zentrum Konstanz
Luisenstraße 7, D-78464 Konstanz
Tel.: 07531/801-0
(Außenstellen in Idar-Oberstein und in Simmern)

Landau
Frühförderzentrum im St. Paulusstift
Queichheimer Hauptstraße 235, D-76829 Landau-Queichheim
Tel: 06341/599124/-121

Landshut
Sozialpädiatrisches Zentrum
am Kinderkrankenhaus St. Marien
Grillparzerstraße 9, D-84036 Landshut
Tel.: 0871/852186

Landstuhl
Sozialpädiatrisches Zentrum Reha Westpfalz
Am Rothenborn, D-66849 Landstuhl
Tel.: 06371/9340
(Außenstellen in Kaiserslautern, Pirmasens, Kusel, Zweibrücken und Lauterecken)

Leipzig
Sozialpädiatrisches Zentrum Leipzig
Leibnizstraße 27, D-04105 Leipzig
Tel: 0341/984690

Lörrach
Sozialpädiatrisches Zentrum
Städtisches Krankenhaus und Kinderklinik Lörrach
Spitalstraße 25, D-79539 Lörrach
Tel.: 07621/4168-349

Ludwigsburg
Sozialpädiatrisches Zentrum
Krankenanstalt des Landkreises Ludwigsburg
Erlachhofstraße 10, D-71640 Ludwigsburg
Tel.: 01741/997162

Ludwigshafen
Sozialpädiatrisches Zentrum
im Kinderzentrum Ludwigshafen
Karl-Lochner-Straße 8, D-67071 Ludwigshafen
Tel.: 0621/670050

Lüdenscheid
Zentrum für Kinder- und Jugendmedizin
Kinderklinik
Hohfuhrstraße 25, D-58509 Lüdenscheid
Tel.: 02351/463801

Magdeburg
Sozialpädiatrisches Zentrum Magdeburg
Kinderklinik
Adolf-Jentzen-Straße 2, D-39116 Magdeburg
Tel.: 0391/6345076

Mainz
Kinderneurologisches Zentrum
des Landes Rheinland-Pfalz
Hartmühlenweg 2-4, D-55122 Mainz
Tel.: 06131/378-0

Maulbronn
Klinik für Kinderneurologie und Sozialpädiatrie
Kinderzentrum Maulbronn
Knittlinger Steige 21, D-75433 Maulbronn
Tel.: 07043/160

Memmingen
Sozialpädiatrisches Zentrum an der Kinderklinik
Bismarckstraße 23, D-87700 Memmingen
Tel.: 08331/702300

Mosbach
Sozialpädiatrisches Zentrum Mosbach-Neckarelz
Heidelberger Straße 20, D-74821 Mosbach-Neckarelz
Tel.: 06261/9715-0

München

Zentrum für Entwicklungsneurologie und Frühförderung
der Universitäts-Kinderklinik
Abteilung Entwicklungsneurologie
Lindwurmstraße 4, D-80337 München
Tel.: 089/5160-2881

Kinderzentrum München
Heiglhofstraße 63, D-81377 München
Tel.: 089/710090

Münster

Universitätskinderklinik - Zentrale Koordinationsstelle
des Sozialpädiatrischen Zentrums
Albert-Schweitzer-Straße 33, D-48149 Münster
Tel.: 0251/83-48518

Neckargemünd

Sozialpädiatrisches Zentrum
Rehabilitationszentrum für Kinder und Jugendliche
Im Spitzerfeld 25, D-69151 Neckargemünd
Tel.: 06223/822278/-79

Neunkirchen

Sozialpädiatrisches Zentrum in der Kinderklinik
Neunkirchen-Kohlhof
Klinikweg 1-5, D-66539 Neunkirchen-Kohlhof
Tel.: 06821/363200

Neuruppin

Sozialpädiatrisches Zentrum
an den Ruppiner Kliniken GmbH
Fehrbelliner Straße 38, D-16816 Neuruppin
Tel.: 03391/393733

Neustadt i. H.

Kinderzentrum Pelzerhagen
Wiesenstraße 30, D-23730 Neustadt i. H.
Tel.: 04561/71090

Neuwied
Heilpädagogisch-Therapeutisches Zentrum Neuwied GmbH
Beverwijker Ring 2, D-56564 Neuwied
Tel.: 02631/96560

Nürnberg
Sozialpädiatrisches Zentrum Nürnberg
Städt. Kinderklinik
Breslauer Straße 201, D-90471 Nürnberg
Tel.: 0911/3982626

Oberhausen
Sozialpädiatrisches Zentrum
an der Klinik für Kinder-und Jugendliche
am Evang. Krankenhaus Oberhausen
Virchowstraße 20, D-46047 Oberhausen
Tel.: 0208/8814111

Oldenburg
Sozialpädiatrisches Zentrum
Kinderzentrum Oldenburg
Cloppenburger Straße 361, D-26133 Oldenburg
Tel.: 0441/42022

Passau
Sozialpädiatrisches Zentrum
der Kinderklinik Dritter Orden
Bischof-Altmann-Straße 9, D-94032 Passau
Tel.: 0851/7205164

Potsdam
Sozialpädiatrisches Zentrum
Hubertusdamm 50, D-14480 Potsdam
Tel.: 0331/2415971

Regensburg
Kinderzentrum St. Martin
Wieshuberstraße 4, D-93059 Regensburg
Tel.: 0941/465020

Reifenstein
Sozialpädiatrisches Zentrum
Kinderzentrum im Eichsfeld
Kreiskrankenhaus
Klosterstraße 7, D-37355 Reifenstein/Eichsfeld
Tel.: 036076/99380

Riesa
Frühförderstelle am Sozialpädiatrischen Zentrum
Krankenhaus Riesa
Weinbergstraße 8, D-01589 Riesa
Tel.: 03525/755112

Schlema
Sozialpädiatrisches Zentrum
Kinderklinik am Klinikum Aue
Dr. Semmelweis-Siedlung, D-08301 Schlema
Tel.: 03771/582496

Schömberg
Körperbehinderten-Kinderklinik
Römerweg 7, D-75328 Schömberg
Tel.: 07084/9280

Schwerin
Sozialpädiatrisches Zentrum
Kinderzentrum Mecklenburg GmbH
Wismarsche Straße 39, D-19055 Schwerin
Tel: 0385/5811488

Siegen
Sozialpädiatrisches Zentrum der DRK Kinderklinik
Wellersbergstraße 60, D-57072 Siegen
Tel.: 0271/2345-347

Suhl
Sozialpädiatrisches Zentrum
Zentralklinikum Südthüringen GmbH
Albert-Schweitzer-Straße 2, D-98527 Suhl
Tel.: 03681/356391

Trier
Sozialpädiatrisches Zentrum
Kinderfrühförderung und Elternberatung
Luxemburger Straße 144, D-54290 Trier
Tel.: 0651/82861-0

Tübingen
Sozialpädiatrisches Zentrum der Universitäts-Kinderklinik
Abteilung Neuropädiatrie
Frondsbergstraße 23, D-72070 Tübingen
Tel.: 07071/2984734

Ulm
Sozialpädiatrisches Zentrum
Universitäts Kinderklinik
Schillerstraße 15, D-89077 Ulm
Tel.: 0731/5021731

Unna
Kinderklinik Königsborn
Klinik für Kinderneurologie und Sozialpädiatrie
Zimmerplatz 1, D-59425 Unna-Königsborn
Tel.: 02303/96700

Wiesbaden
Sozialpädiatrisches Zentrum
Dr. Horst Schmidt-Kliniken, Kinderklinik
Ludwig-Erhardt-Straße 100, D-65199 Wiesbaden
Tel.: 0611/432918

Wolfsburg
Zentrum für Entwicklungsdiagnostik und Sozialpädiatrie im Stadtkrankenhaus Wolfsburg
Sauerbruchstraße 5 A, D-38440 Wolfsburg
Tel.: 05361/801389

Würzburg
Sozialpädiatrisches Zentrum
Frühdiagnosezentrum Luitpoldkrankenhaus
Josef-Schneider-Straße 2, D-97080 Würzburg
Tel.: 0931/2013709

Beratungsstellen im Ausland

Österreich

Ambulatorium für körper- und mehrfachbehinderte Kinder und Jugendliche
Märzstraße 122, A-1150 Wien
Tel.: 0222/9826154

Ambulatorium für körper- und mehrfachbehinderte Kinder und Jugendliche
Kalvariengürtel 62, A-8010 Graz
Tel.: 0316/682596/0

Landes-Kinderklinik
Neuropädiatrische Ambulanz
Krankenhausstraße 26, A-4020 Linz
Tel.: 0732/6923/2620

Universitätsklinik für Kinder- und Jugendheilkunde
Abteilung Kinderneuropsychiatrie, Dr. Enders
Abteilung pädiatrische Psychosomatik, Dr. Mangold
Ambulanz für Cerebralparese, Dr. Haberfellner
Aurichstraße 35, A-6020 Innsbruck
Tel.: 0512/504-61

Arbeitskreis für Vorsorge und Sozialmedizin (aks)
Kinderdienste
Zentrale: Rheinstraße 61, A-6900 Bregenz
c/o Dr. Hans Oswald
Wolfeggstraße 11, A-6900 Bregenz
Tel.: 05574/448090

Schweiz

Prof. Dr. R. H. Largo
Abteilung Entwicklung und Wachstum
Universitäts-Kinderklinik
Steinwiesstraße 75, CH-8032 Zürich
Tel.: 0041/1/2667111

Frankreich

C.A.M.S.P., Le Centre d´Assistance Educative du tout petit
Dr. Annie Ollivier
27-29, rue du Colonel Rozanoff, F-75012 Paris
Tel.: 00331/43 45 86 70

Italien

Dr. A. Ferrari
Arcispedale S. Maria
Via Amendola 2, I-42100 Reggio Emilia
Tel.: 00390/269186

Selbsthilfegruppen und Organisationen

Bundesarbeitsgemeinschaft
„Gemeinsam leben, gemeinsam lernen Eltern gegen Aussonderung"
Dr. Christa Roebke
Auguste-Viktoria-Straße 55, D-50321 Brühl
(Zeitschrift: „Gemeinsam leben". Luchterhand-Verlag)

Eltern beraten Eltern von Kindern mit und ohne Behinderung e. V.
Gritznerstraße 18–20, D-12163 Berlin
Tel. 030/8216711

Beratungs- und Begegnungsstätte Brandenburg
Bernauerstraße 100, D-16515 Oranienburg
Tel.: 03301/801208

Kindernetzwerk e.V. für kranke und behinderte Kinder
und Jugendliche in der Gesellschaft
Hanauer Straße 15, D-63739 Aschaffenburg
Tel.: 06021/12030

Frühgeborene

Bundesverband „Das frühgeborene Kind"
Eva Vonderlin
Von-der-Tann-Straße 7, D-69126 Heidelberg
Tel.: 06221/32345

Bundesverband „Das Frühgeborene Kind" e. V.
Angelika Czasny
Leipziger Straße 8, D-86368 Gersthofen

„Das Frühchen" e. V.
Postfach 150114, D-53113 Bonn

Verein zur Förderung von Früh- und Risikogeborenen
„Das Frühchen" e. V.
Christa Hofmann
Dittmannswiesen 6, D-76646 Bruchsal
Tel.: 07251/18293

Down-Syndrom

Bundesvereinigung Lebenshilfe für geistig Behinderte e. V.
Raiffeisenstraße 18, D-35043 Marburg/Lahn
Tel.: 06421/4910

Lebenshilfe Berlin GmbH
Eltern und Familienberatung
Harbigstraße 10–12, D-14055 Berlin
Tel. 030/30691717

Arbeitskreis Down-Syndrom e. V.
Hegelstraße 19, D-33649 Bielefeld 14
Tel.: 0521/442998

Europäische Down-Syndrom Assoziation EDSA-Deutschland e. V.
Eifgenweg 1 a, D-51061 Köln
Tel. und Fax: 0221/ 6002030

Zerebralparese

Bundesarbeitsgemeinschaft (BAG)
Hilfe für Behinderte
Kirchfeldstraße 149, D-40215 Düsseldorf
Tel. 0211/310060

Bundesverband für Körper- und Mehrfachbehinderte e. V.
Brehmstraße 5–7, D-40239 Düsseldorf
Tel. 0211/626651

Bundesverband behinderter Pflegekinder e. V.
Große Straße 100, D-26871 Papenburg
Herausgeber einer Zeitung: „Mittendrin“

Muskelerkrankungen und Spina bifida

Sozialpädiatrisches Zentrum (SPZ 1)
(für Spina bifida und Muskelerkrankungen)
Dr. Theodor Michael / Ulli Seidel
Virchow Klinikum
Augustenburger Platz 1, D-13353 Berlin
Tel. 030/45066408

Deutsche Gesellschaft für Muskelkranke
Hohenzollernstraße 11, D-79106 Freiburg/Brsg.
Tel. 0761/277932

ProRemus Berlin e. V.
Verein für eine Rehabilitation für Muskelkranke
und Menschen mit Spina bifida
Agnes Witrahm
Am Horstenstein 28a, D-12277 Berlin
Tel.: 030/7214148

Arbeitsgemeinschaft Spina bifida und
Hydrocephalus e. V. (ASbH e. V.)
Bundesverband
Landes- und Regionalverbände
Münsterstraße 13, D-44145 Dortmund
Tel. 0231/834777
(Zeitschrift: „ASbH-Brief". Informationsbroschüren,
Ratgeber für Eltern auf griechisch, italienisch, serbo-kroatisch,
portugiesisch, spanisch und türkisch)

Arbeitsgemeinschaft Spina bifida und
Hydrocephalus Hamburg e. V.
Radenwitsch 45, D-22457 Hamburg
Tel.: 040/5594641

Epilepsie

Deutsche Sektion der Internationalen Liga gegen Epilepsie
Herforder Straße 5–7, D-33–602 Bielefeld
Tel.: 0521/124117

Deutsche Epilepsievereinigung
Zillestraße 102, D-10585 Berlin
Tel.: 030/3414252
(Zeitschrift für Selbsthilfegruppen für und von Anfallkranken
„Einfälle")

Stiftung Michael für epilepsiekranke Kinder
Münzkamp 5, D-22399 Hamburg
Tel.: 040/5388540
(Hier kann man ein Verzeichnis von allen Epilepsie-Ambulanzen
und Selbsthilfegruppen bestellen)

Selbsthilfegruppe Sylvia Heinicke
Brühl 54, D-09111 Chemnitz
Tel.: 0371/425909

Selbsthilfegruppe Epilepsiekranker und Mehrfachgeschädigter
Frank Rötus-Rekis
Weinbergstraße 8a, D-03050 Cottbus

Selbsthilfegruppe Silvia Hofmann
Otto-Dix-Ring 90, D-01219 Dresden
Tel.: 0351/2753210

Selbsthilfegruppe für Anfallskranke und deren Angehörige
Holger Lütge
Helsinkiring 2, D-17493 Greifswald

Selbsthilfegruppe Epilepsie
Helmgrid Nathanael
W.-Seelenbinder-Straße 46, D-18069 Rostock
Tel.: 0381/8002533

Landesverband Baden-Württemberg
Ursula Schuster, Elisabeth Kerler
Rümelinstraße 2, D-72070 Tübingen
Te.: 07157/620020

Landesverband Epilepsie Bayern
Barbara Lillge
Steiermarkstraße 30, D-81242 München
Te.: 089/546124-01/02

Landesverband für Epilepsie Selbsthilfe
Nordrhein-Westfalen
Thomas Roth
Westhoffstraße 8–12, D-44145 Dortmund
Tel.: 0231/831247

Interessengemeinschaft Epilepsie Niedersachsen
Helga Renneberg
Bünne 21, D-37081 Göttingen
Tel.: 0551/91609

Andere Behinderungen

Bundesarbeitsgemeinschaft der Eltern und Freunde
hörgeschädigter Kinder e. V.
Hannelore Hartmann
Pirolkamp 18, D-22397 Hamburg
(Informationsbroschüren)

Bundesgeschäftsstelle „Hilfe für das autistische Kind"
Bebelallee 141, D-22297 Hamburg
Tel. 040/5115804

Gesellschaft zur Förderung behinderter türkischer Kinder
Vahrenwalder Straße 194, D-30165 Hannover

Österreich

Lebenshilfe Österreich Dachverband für Menschen mit
geistiger und mehrfacher Behinderung
Schönbrunner Straße 179, A-1120 Wien
Tel. 0222/8122642-0

Dachverband der österreichischen Selbsthilfegruppen
Figulystraße 4a, A-4020 Linz
Tel. 0732/663421

Schweiz

Schweizerische Stiftung für das cerebral gelähmte Kind
Erlachstraße 14, CH-3001 Bern
Tel. 031/3012034

ELPOS Elternverein für Kinder mit leichten psycho-organischen
Funktionsstörungen
Affolgernstraße 125, CH-8050 Zürich
Tel. 01/3118520

KVEB Konferenz der Vereinigung von Eltern behindert Kinder =
Conférence des associations de parents des handicapés
Bürglistraße 11, Ch-8002 Zürich

SVEEK Schweizerische Vereinigung der Eltern epilepsiekranker Kinder
Waldhofstraße 21, CH-6314 Unterägeri
Tel.: 041/7505002

SVEHK Schweizerische Vereinigung der Eltern hörgeschädigter Kinder
Bergstraße 38, CH-6030 Ebikon
Tel.: 041/7904646

SVEBK Schweizerische Vereinigung der Eltern blinder und sehbehinderter Kinder
Friedackerstraße 6, CH-8050 Zürich
Tel.: 01/3124840

insieme
Schweizerische Vereinigung der Elternvereine für geistig Behinderte
Postfach 168, CH-8702 Zollikon

Europäische Down-Syndrom Assoziation
(EDSA Schweiz)
Postfach, CH-8702 Zollikon

Belgien

EDSA, Europäische Down-Syndrom Assoziation
Rue V. Close, 41, B-4803 Verviers, Liege

7 Glossar

Amnioskopie	Fruchtwasserspiegelung
Amniozentese	Punktion des Fruchtwassers
Anamnese	Vorgeschichte einer Krankheit
Anfallspotential	für ein Anfallsleiden typische elektrische Entladungsmuster im EEG
Arnold-Chiari-II-Syndrom	Hemmungsfehlbildung des Gehirns
Asymmetrien	ungleiche Haltung beider Körperseiten, die aufgrund der ungleichzeitigen Reifung beider Hirnhälften in den ersten Monaten normal ist, später aber als Hinweis auf eine Entwicklungsstörung verstanden werden muß
athetotisch	athetotische Bewegung: bizarr, geschraubt
auditive Reize	vom Gehör wahrgenommene Reize
Augen-Hand-Koordination	Abstimmung zwischen Auge und Hand als Voraussetzung für die Entwicklung von Geschicklichkeit beim Greifen, Hantieren, etc.
Chromosomenschädigung	Abweichung von der normalen Chromosomenanzahl oder strukturelle Veränderung einzelner Chromosomen
Computertomographie (CT)	Röntgenverfahren zur Herstellung von Schnittbildern bestimmter Körperteile
Corpomed-Kissen	Lagerungskissen der Firma Corpomed
Deformierung	Verformung
Down-Syndrom	s. Trisomie 21

Durchgangssyndrom	vorrübergehende Störung der Entwicklung
dyskinetisch	motorische Fehlfunktion, s. athetotisch
EEG	Elektro-Enzephalogramm, Darstellung elektrischer Aktivitäten des Gehirns
emotionale Reize	Reize, die die Gefühle betreffen
Epilepsie	unterschiedliche Funktionsstörung des Gehirns infolge exzessiver Entladungen von Neuronen
Ergotherapie	Beschäftigungstherapie
extrauterin	nach der Geburt
excitable	erregbar
fascilitieren	bahnen
feinmotorisch	kleine, feine Bewegungen betreffend
fötal	vorgeburtlich
Galantreflex	Schlängelbewegung, die durch das Streichen der Haut neben der Wirbelsäule ausgelöst wird (frühkindlicher Reflex)
genetisch	die Erbanlagen betreffend
Greifreflex	Faustschluß, ausgelöst durch Kontakt in der Handfläche (frühkindlicher Reflex)
großmotorisch (grobmotorisch)	die großen Bewegungen betreffend
Handling	Handhabung, Umgang mit dem Körper des Säuglings
Hüftgelenksdysplasie	angeborene Mangelentwicklung des Hüftgelenks
Hüftgelenksluxation	Austreten des Schenkelkopfes aus der Hüftgelenkspfanne
Hydrozephalus	(Wasserkopf) Vermehrte Flüssigkeitsansammlung (Liquor) in den Hirnkammern
hyperton	zu hohe Muskelspannung
hypoton	zu niedrige Muskelspannung
Infantile Zerebralparese (IZP/ICP)	zerebrale Kinderlähmung infolge einer in der frühen Kindheit erlittenen Hirnschädigung

inhibieren	hemmen
Inkontinenz	Unvermögen Urin oder Stuhl willkürlich zurückzuhalten
Inkubator	Brutkasten, klimatisierte Kleinkammer zur Pflege von frühgeborenen und schwerkranken Neugeborenen
Innervationsebene	Austrittshöhe der Nerven aus der Wirbelsäule
intentional	absichtlich
intrauterin	innerhalb der Gebärmutter (Uterus)
kangerooing	Känguruhlagerung, Lagerung des Frühgeborenen auf der Brust eines Erwachsenen
kathetrisieren	künstliches Ableiten des Urins mit Hilfe eines dünnen Plastikschlauches
Kernspintomographie	siehe Magnetresonanztomografie (MRT, NMR)
Kinästhesie	Empfindung der Bewegung
Klonus	heftige gleichmäßige Bewegungen, ein starkes Zittern als Folge einer zerebralen Schädigung
Knie-Hände-Stütz	Vierfüßlerstand
Kognition	Wahrnehmen, Denken, Erinnern
kognitiv	geistig
kompensatorische Eigenregulation	(mit Hilfsmitteln) ausgleichend
Kontraindikation	Gegenanzeige für eine Maßnahme, die zur Heilung gedacht ist, aber unter bestimmten Umständen eine Verschlechterung bewirkt
Kontrakturen	Verkürzung (von Muskeln, Sehnen und Bändern)
Läsion	Schädigung, Verletzung, Störung
Liquor	Hirnwasser, das das Gehirn und Rückenmark vor Stoß und Druck schützt
Liquor-Drainage	Hirnwasserableitung
Magnetresonanztomografie	ein verfeinertes bildgebendes diagnostisches Verfahren mit Hilfe von Magnetfeldern

Meningomyelozele (MMC)	s. Spina bifida
mental	geistig
Mongolismus	heute ungebräuchlicher Ausdruck für Down-Syndrom
Mororeflex	Schreckreaktion (frühkindlicher Reflex)
Motoneuron	Nervenbahnen für die Leitung motorischer Impulse
motorische Entwicklung	Bewegungsentwicklung
MRT	Magnetresonanztomografie
Münchener Funktionelle Entwicklungsdiagnosik (MüFED)	von Hellbrügge und Pechstein entwickeltes Diagnostikverfahren zur Erkennung von Entwicklungsstörungen
Muskeldystrophie	fortschreitender Schwund der Muskelfasern
Muskelhypertonie	starke Anspannung der Muskeln (Spastik)
Muskelhypotonie	geringer Spannungszustand der Muskulatur, Schlaffheit
Muskeltonus	Grundspannung der Muskulatur, geregelt durch das Zentralnervensystem
Neonatologie	Neugeborenenheilkunde
neurologisch	das Nervensystem betreffend
Neuron	Nervenzelle, Funktionseinheit des Nervensystems
Neuropädiater	Kinderarzt für neurologische Erkrankungen
neurophysiologisch	die Funktion des Nervensystems betreffend
NMR	(engl.) nuclear magnetic resonance, siehe Magnetresonanztomografie
Ödem	Flüssigkeitsansammlung im Gewebe
Orthesen	Schienen und Apparate zur Stützung bestimmter Muskeln und Gelenke
Orthopädietechnik	Handwerk, das Apparate und Schienen (Orthesen) für behinderte Menschen baut. Die meisten Erzeugnisse der Orthopädietechnik werden für

	den einzelnen Benutzer individuell hergestellt und angepaßt
Parese	Schwäche, teilweise Lähmung der Muskulatur
peripher	außen, fern vom Zentrum
peristaltische Bewegungen	fortlaufende Darmbewegungen
Perzeptionsstörung	Störung in der Aufnahme und Verarbeitung von Sinneseindrücken
physiotherapeutisch	krankengymnastisch
Pipette	Glasröhrchen zum Abmessen von Flüssigkeiten
präventiv	vorsorgend
Prognose	Vorhersage
Propriozeption	Eigenwahrnehmung, Lagesinn, Lageempfinden bezogen auf den Körper im Raum
Reflux	Rückfluß von Harn aus der Blase in den Harnleiter und des Nierenbeckenkelchsystems
reklinieren	nach hinten strecken
retardiert	verzögert
sensitive	empfindlich, im Sinne von überempfindlich
sensorisch	die Sinneswahrnehmung betreffend
Sensorische Integration	sinnvolle Ordnung, Aufgliederung und Verarbeitung von Sinnesreizen im Gehirn
sensorische Integrationsstörung	siehe Perzeptionsstörung
shuffeln	sich auf dem Po rutschend vorwärts bewegen
shunt	Drainage für den Liquor
Spastizität	Vermehrung des Muskeltonus, gesteigerte Muskeleigenreflexe
Spina bifida	angeborene Fehlbildung des Rückenmarks und der Wirbelsäule
Spinalkanal	Rückenmarkskanal
statomotorisch	Haltung und Bewegung betreffend

Symptom	Krankheitszeichen
taktile Reize	die Berührungsempfindung betreffende Reize
taktiler Sinn	Tastsinn
Tiefensensibiltät	der Sinn, der den Menschen über seine Stellung im Raum informiert
Traktionsversuch	Diagnostikverfahren, bei dem der Säugling an den Händen zum Sitzen hochgezogen wird
transistorische neurologische Störungen (TNS)	siehe Duchgangssyndrom
Trisonomie 21 (auch Down-Syndrom)	angeborene Abweichung des 21. Chromosoms
Trophik	Ernährungszustand eines Gewebes
vegetative Störung	Störung des vegetativen Nervensystems
vestibulär	das Gleichgewicht betreffend
visuelle Reize:	das Sehen betreffende Reize
vital	lebenstüchtig, lebenswichtig
zerebral	das Gehirn betreffend

Druck (Computer to Film): Saladruck Berlin
Verarbeitung: Stürtz AG, Würzburg